AF385111

DE L'EXTIRPATION

DES

POLYPES NASO-PHARYNGIENS

SANS OPÉRATION PRÉALABLE

PAR

Le Dr E. CALIGNON

EX-INTERNE DES HÔPITAUX DE LYON

LYON

IMPRIMERIE ADMINISTRATIVE DE Ve CHANOINE

10, PLACE DE LA CHARITÉ, 10

1880

DES

POLYPES NASO-PHARYNGIENS

SANS OPÉRATION PRÉALABLE

5633 — Imp. Ve Chanoine, place de la Charité, 10, Lyon

DE L'EXTIRPATION

DES

POLYPES NASO-PHARYNGIENS

SANS OPÉRATION PRÉALABLE

PAR

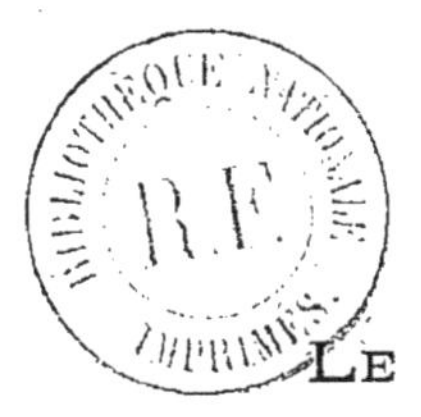

Le DR E. CALIGNON

EX-INTERNE DES HÔPITAUX DE LYON

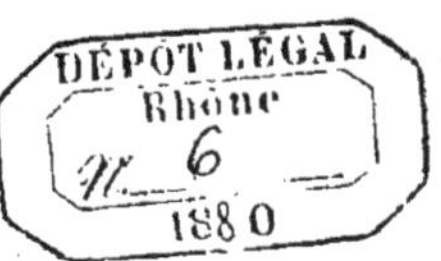

LYON

IMPRIMERIE ADMINISTRATIVE DE Ve CHANOINE

10, PLACE DE LA CHARITÉ, 10

1880

INTRODUCTION

Les polypes naso-pharyngiens constituent une des affections les plus graves que l'on soit appelé à traiter. Leur marche continuellement envahissante, l'entrave toujours de plus en plus grande qu'ils apportent aux fonctions respiratoires, les accès de suffocation, les hémorrhagies abondantes qu'ils produisent, et qui menacent plus ou moins rapidement la vie du sujet, forcent toujours le chirurgien à une intervention active et énergique. Or, suivant l'idée théorique qu'il s'est faite sur la nature du polype, il adoptera les méthodes simples ou les méthodes composées, c'est-à-dire qu'il opérera par les voies naturelles ou par des voies créées artificiellement. Parmi les auteurs, les uns, persuadés que le seul but de l'opération doit être de se mettre en garde contre la récidive, disent : Il faut toujours, pour les polypes naso-pharyngiens, employer la cure radi-

cale ; ouvrez-vous une large voie par l'opération préliminaire pour arriver sur le polype ; cela fait, cautérisez
les derniers restes, les derniers vestiges du polype,
ruginez l'os sur lequel il s'implante, cautérisez encore
largement cette surface d'implantation, vous aurez
alors la guérison vraie, définitive du polype, que nulle
autre méthode ne peut procurer : c'est la cure radicale.
Les partisans de l'opération par les voies naturelles
disent au contraire : La question de récidive ne nous
semble pas aussi importante, et nous fondons notre
opinion sur la nature vraie du polype. Le point prin-
cipal pour nous est de débarrasser notre malade de sa
tumeur. La voie la plus simple, la plus facile, et c'est
la voie naturelle, nous semble la meilleure, précisé-
ment en vue de ces récidives que vous craignez. Si le
polype ne récidive pas, nous n'avons fait qu'une opération simple, sans gravité, et tout aussi bonne, aussi
efficace que votre grave opération préliminaire. S'il
y a récidive, nous pouvons toujours recommencer
l'extirpation, sans plus de dégats pour le malade.

Ce travail a pour but de défendre ces dernières doc-
trines, que nous avons adoptées après avoir eu plusieurs
fois l'occasion, pendant le cours de notre internat, de
voir la possibilité d'extraire de gros, d'énormes polypes
même, par les voies naturelles.

Qu'il soit bien entendu, dès le début de cette thèse,
que nous n'avons nullement en vue ici ces polypes

naso-pharyngiens énormes, monstres, qui ont complétement déformé la face, en ont usé, détruit le squelette, ont poussé des prolongements énormes dans toutes les directions, et pour lesquels, de toute évidence, il faut absolument l'opération préliminaire. Soutenir le contraire, serait défendre une absurdité.

Notre seul but est de démontrer que les polypes de moyen et gros volume, les polypes petits, chez lesquels de fortes adhérences ou d'autres difficultés opératoires comme l'absence de pédiculisation, pourraient faire penser à une opération préliminaire, que tous ces polypes doivent être enlevés par les voies naturelles, sans opération préliminaire.

Nous adressons nos plus vifs remercîments à M. D. Mollière, Chirurgien en chef désigné de l'Hôtel-Dieu, qui nous a inspiré ce travail ; M. Létiévant a aussi tous les droits à notre gratitude : nous avons longtemps puisé auprès de ces deux maîtres un excellent enseignement chirurgical. Nous remercions également M. le professeur Soulier, notre président de thèse, dont nous sommes fier de nous dire l'élève.

HISTORIQUE

Au début de la médecine, on voit Hippocrate, Gal-
lien, conseiller les opérations préliminaires (incisions
nasales). Puis celles-ci sont abandonnées par tous les
chirurgiens, excepté par un petit nombre dont on cite
les noms, Manne, Petit, Morand, Eustache et quelques
autres. Remises en honneur avec le commencement de
ce siècle, puis perfectionnées et regardées comme les
seules rationnelles dans le traitement des polypes naso-
pharyngiens, elles paraissent depuis quelques années
subir une quatrième phase : Chez un certain nombre
de chirurgiens s'observent en effet depuis peu, des
tendances à n'employer que les procédés simples. C'est
à ce dernier point de vue que nous envisagerons l'his-
torique de la question.

Appelé à faire un rapport devant l'ancienne Académie de Chirurgie, sur deux observations d'Eustache,
(polypes extirpés après incision du voile du palais),

Brasdor blâme fortement les opérations préliminaires,
parce qu'il les considère comme inutiles, au moins la
section du voile du palais (Verneuil, *Documents inédits
de l'ancienne Académie de Chirurgie)*. Dans son
Mémoire sur les Polypes (1780), Icart s'oppose aussi
à l'incision du voile palatin. « Cette pratique, dit-il,
me semble dangereuse, pleine d'inconvénients; elle
provoque des douleurs atroces, et constitue une insupportable manipulation; elle ne peut être d'ailleurs
d'aucune utilité. Pour arracher un polype, il n'est pas
nécessaire de le voir ; on le saisit avec la tenette, et on
l'entraîne sans inciser la cloison du palais. » Mais
c'est surtout au sein de la Société de Chirurgie que
nous verrons se développer l'opinion qui tend à rejeter
les opérations préliminaires. Dans la séance du 3 avril
1850, Forget dit avoir observé, avec Chassaignac,
l'expulsion de tumeurs fibreuses, survenue à la suite
d'une extirpation incomplète. Il se demande dès lors,
si, dans certaines circonstances, tout l'art du chirurgien « ne doit pas consister à savoir s'abstenir. » Le
7 novembre 1855, Chassaignac revient encore sur cette
opinion et l'appuie de nouveau. Il présente un fragment volumineux de polype, expulsé après qu'il avait
été soumis à l'écrasement linéaire et extirpé en partie.
Ce même fait s'observe, dit-il, pour les polypes fibreux
de l'utérus : il suffit quelquefois de détruire une portion de ces tumeurs pour voir le reste s'éliminer spon-
tanément. Le 18 janvier 1860, Robert, dans un rapport
sur la thèse de d'Ornellas, dit que les polypes qui
s'insèrent au milieu de la surface basilaire doivent
être attaqués par la bouche; car on peut toujours faci-

lement contourner leur pédicule. Verneuil, 14 mars 1860, tout en préconisant les opérations préliminaires et en faisant valoir leur supériorité, reconnaît : « qu'il est impossible de nier que les opérations simples, excision, broiement, arrachement, aient procuré quelques succès durables ; je puis citer parmi les faits récents, Letenneur, de Nantes, Desgranges, de Lyon, Middeldorpf, de Breslau, et d'autres encore. » Le 29 novembre 1865, Alphonse Guérin, après avoir rapporté l'observation d'un gros polype enlevé après incision du voile du palais, dit : « J'ai la conviction que, sans l'incision du voile, mon indicateur parviendrait, sans angoisse pour le malade, sur le pédicule du polype. Ce temps de l'opération qui serait pénible, si on le pratiquait sur une personne en bonne santé, ne paraît pas l'être chez les individus qu'un polype volumineux a habitués à la sensation d'un corps étranger..... Si mon espoir n'est pas déçu, il sera permis d'abandonner les préliminaires de l'extirpation des polypes ; il ne faudra plus, ni inciser le voile du palais, ni exciser une portion de la voûte palatine ; la luxation d'un maxillaire et la résection deviendront inutiles ; il suffira de chercher le pédicule du polype à l'aide d'un indicateur porté derrière le voile du palais, et de l'arracher en ruginant l'os sur lequel il s'implante. » Dans la même séance, Legouest s'exprimait ainsi : « Je ne puis me résoudre à considérer les mutilations préliminaires, comme le dernier mot de la chirurgie. Guidé par cette considération, que les polypes naso-pharyngiens sont une maladie du jeune âge, j'ai pensé qu'il serait peut-être possible d'éviter les infirmités considérables et

souvent irrémédiables que laissent après elle l'ablation
du maxillaire supérieur, et la destruction de la voûte
palatine, en ayant recours à des procédés opératoires,
qui, tout en respectant la face et les organes qu'elle ren-
ferme, permissent de répéter l'extirpation des tumeurs
aussi souvent que cela serait nécessaire, et jusqu'au
moment où les sujets arrivent à l'âge où l'on n'observe
plus de polypes naso-pharyngiens. » Dans la séance du
25 juin 1873, Guyon disait : « Si la destruction du polype n'est pas absolue, les malades peuvent cependant
bénéficier de tous les avantages d'une destruction plus
complète, sans en avoir subi les chances. Ils sont d'ailleurs faciles à surveiller , et peuvent être ainsi conduits
jusqu'à l'âge où ces bizarres productions semblent perdre leur droit à la repullulation sur place, c'est-à-dire
à la récidive. » En 1874, Trelat émet un avis qui donne
raison aux abstentionnistes : « Ce qui m'a frappé, dit-
il, c'est que j'ai trouvé dans mes livres, la relation
d'opérations graves, de véritables mutilations faites
dans le but d'extirper des polypes naso-pharyngiens
dont l'implantation se trouvait être très-mince. Ainsi,
sans vouloir en quoi que ce soit attaquer en pareille
occurrence le diagnostic et l'opportunité de l'opération,
suis-je absolument convaincu qu'en raison de la facilité de l'erreur à commettre, on a parfois inutilement
pratiqué des mutilations de la face pour des polypes
des arrière-narines confondus avec les polypes naso-
pharyngiens. » Enfin, voici le compte-rendu de la
séance du 5 novembre 1879. Verneuil présente un
jeune malade auquel il a traité un énorme polype naso-
pharyngien par la méthode de douceur, contrairement

à l'opinion autrefois émise par lui, qu'il est préférable de faire de larges opérations pour enlever ces polypes. Avec les procédés opératoires nouveaux, il semble qu'on peut revenir aux opérations parcimonieuses. Ce garçon est arrivé à l'hôpital avec une anémie profonde, causée par des épistaxis continuelles. On constata l'existence d'un polype descendant jusque près du larynx. Après avoir essayé l'ergot de seigle, le fer, Verneuil fendit le voile du palais avec le thermo-cautère, et avec un écraseur linéaire réséqua près de 5 centimètres du polype. Les hémorrhagies cessèrent, la respiration se rétablit régulièrement. On poursuivit alors la guérison par les cautérisations à l'acide chromique, tous les deux ou trois jours. Ces applications furent à peine douloureuses : elles ont suffi pour réduire le volume du polype, et changer sa nature d'une façon remarquable : le polype, qui était d'une dureté excessive, s'est ramolli peu à peu et s'est atrophié. Aujourd'hui le malade se mouche assez facilement. Je crois d'ailleurs que l'acide chromique constitue un moyen de cautérisation bien supérieur à ceux que nous avions autrefois à notre disposition. — Duplay : Je présenterai aussi un de mes malades dont l'observation vient encore à l'appui de la théorie des méthodes de douceur : Je l'ai traité par les injections interstitielles de chlorure de zinc. Je tiens à signaler le fait aujourd'hui, comme pouvant peut-être conduire au traitement de ces polypes, sans opération préalable, par de simples injections.— Trélat : Je rappelle à ce propos, que depuis six ans j'ai traité ces polypes par des cautérisations lentes : j'observe encore actuellement un jeune homme que je puis considérer comme guéri par ce procédé, et qui pourtant était dans un état désespéré. (1)

Mais déjà, en dehors de la Société de chirurgie, l'opinion que nous émettons s'était répandue, et nous pouvons dire que la plus grande part de son développement revient à Gosselin (Clinique chirurgicale). S'inspirant des idées de Legouest, Gosselin expose magistralement la nature des polypes naso-pharyngiens, les décrit comme une affection propre à l'adolescence, après laquelle ils tendent naturellement à disparaître ; et comme conclusions, donne cet avis qu'il faut faire le moins possible d'opération préliminaire, et que l'on peut, par de simples opérations palliatives, conduire le malade jusqu'à l'âge où le polype parasite disparaîtra. En 1872, le docteur Dauvergne père publiait dans le *Bulletin général de Thérapeutique* 4 cas de guérison de polypes naso-pharyngiens traités sans opération préliminaire. Il n'y a pas eu de récidives depuis 15 ou 17 ans, date des opérations. Le docteur Dauvergne broie ou arrache les polypes, et touche la surface d'implantation avec la solution iodurée caustique de Lugol. Il conclut qu'il ne faut jamais recourir à d'autres méthodes. En 1877, Verneuil avait fait une clinique sur les temps d'arrêt dans la marche des polypes, qui inspira à un de ses élèves, le docteur Samondès, une thèse dont voici les conclusions : 1º Si le malade approche de l'âge adulte, il y a lieu d'espérer un temps

----

(1) Dans la séance du 3 décembre dernier, l'on revient encore sur les injections interstitielles, destinées à supprimer l'opération préliminaire. Une observation de Barthelemy, de Toulon, qui a un succès avec le chlorure de zinc. Anger préfère les injections de perchlorure de fer.

d'arrêt dans la marche de la tumeur. 2° Une opération pratiquée à cet âge, a de grandes chances d'obtenir un succès définitif. 3° A 18 ans, les chances de guérison sont déjà nombreuses. Si le malade, encore adolescent, n'est pas en danger immédiat, il faut attendre le plus longtemps possible. En tout cas, essayer d'abord les méthodes simples et directes, arrachement, ligature, etc. L'auteur conseille enfin la voie nasale ou palatine, si le chirurgien juge une opération préliminaire indispensable.

La chirurgie lyonnaise était déjà depuis longtemps entrée dans cette voie. En 1854, Desgranges faisait connaître son procédé de relèvement du voile du palais, et rendait ainsi inutile l'opération préalable de Manne. En 1863, Delore faisait paraître dans le *Bulletin de Thérapeutique*, un article sur les polypes naso-pharyngiens et leur traitement, dans lequel il montre les dangers, les inconvénients des diverses opérations préliminaires, se prononce nettement pour l'extirpation des polypes par les voies naturelles, et donne à l'appui de son opinion plusieurs observations suivies de succès. Telle est la pratique suivie par nos maîtres dans les hôpitaux, MM. Desgranges, Létievant, Mollière. M. D. Mollière a déjà fait un certain nombre d'ablations de polypes naso-pharygiens, toujours exclusivement par les voies naturelles, et jusqu'à présent il n'a jamais eu aucun insuccès à noter.

I

Il importe tout d'abord de bien préciser la question
et de répondre à cette objection : on ne peut pas guérir
le polype par les méthodes simples. L'extirpation par
les voies naturelles est-elle suffisante pour assurer la
guérison du polype naso-pharyngien ? Et dans ce cas,
qu'entend-on par guérison ? Quand il s'agit de tumeurs, et surtout de tumeurs sujettes à récidiver sur
place, le chirurgien, pour assurer la guérison, c'est-
à-dire le défaut de récidive, enlève soigneusement la
tumeur entière ; il ne se contente même pas de cette
ablation complète ; il enlève les parties saines circon-
voisines qui pourraient réceler quelques débris cachés
du mal, quelques lymphatiques ou ganglions infectés,
pouvant dans l'avenir être le point de départ d'une
récidive.

Aussi, pour assurer la guérison des polypes naso-
pharyngiens, conseilla-t-on l'extirpation complète,
l'opération radicale. Déjà en 1843, Roux, dans une
leçon clinique qui parut dans la *Gazette des Hôpitaux,*

avait professé cette manière de voir. Mais il fallait, pour être sûr du succès, enlever soigneusement le mal, tout le mal, et c'est en grande partie dans ce but que furent créées et successivement perfectionnées les diverses voies artificielles. Tous les chirurgiens étaient d'avis qu'il fallait s'ouvrir une large voie, pour arriver sur le point d'implantation et le détruire complétement : la guérison ne pouvait s'effectuer qu'à ce prix. En 1860, Verneuil disait à la Société de chirurgie : « L'emploi de l'opération préliminaire doit faire partie du premier combat chirurgical qu'on livre au polype. » Nélaton, et avec lui A. Richard et beaucoup d'autres vont plus loin : ils veulent qu'on laisse largement ouverte pendant des jours, des semaines et même de longs mois, la voie artificielle, pour détruire complétement la tumeur et surveiller la moindre récidive. Mais l'opération préliminaire n'était que le premier temps de ce que l'on a appelé la cure radicale : on employait concurremment deux procédés destinés surtout à empêcher la récidive : la cautérisation, la rugination.

Quelle que soit celle de ces deux méthodes employée, l'on arrive à détruire complètement la tumeur, à ne pas en laisser de vestiges ; or, lorsque le chirurgien s'est ouvert une large voie qui lui a permis d'opérer la destruction radicale du mal, une fois le pédicule complètement enlevé, ainsi que la fibro-muqueuse, l'os ruginé et cautérisé au point d'implantation, a-t-on opéré la cure radicale du polype ? En a-t-on obtenu la guérison vraie, définitive ?

L'expérience démontre suffisamment qu'il n'en est rien. De nombreuses observations de récidives après l'emploi des moyens précédents, démontrent que les fibrômes naso-pharyngiens, sous ce rapport, ne doivent pas être comparés aux tumeurs analogues des autres régions : malgré l'emploi des voies artificielles et de la cautérisation ou de la rugination, on a observé la récidive. Le 20 septembre 1853, Robert présentait à la Société de Chirurgie un cas de récidive d'un polype naso-pharyngien, pour lequel il avait fait la résection du maxillaire supérieur, suivie de rugination et de cautérisation du point d'implantation. Chassaignac en 1867, partageait l'opinion que nous défendons : « Le chirurgien ne sait pas si la destruction absolue qu'il recherche par sa large ouverture (de l'opération préliminaire) est la condition absolue de la guérison. » (Bull. Soc. chir., janvier 1867). Ollier disait en 1873 en donnant la statistique de ses ablations de polypes par son procédé : « Sur un de mes opérés, j'ai répété mon ostéotomie trois fois dans l'espace de quatre ans..... Sur mes huit opérés qui ont guéri, trois ont eu des récidives et ont subi : deux une deuxième opération, le troisième dont je viens de parler deux opérations consécutives. » Et cependant, au dire de M. Ollier, l'ostéotomie nasale ouvre une large voie qui permet bien de détruire tout le mal radicalement.

Nous ne voulons pas donner ici les nombreuses observations de récidives qui se sont produites après l'emploi de ce que l'on a appelé la cure radicale : nous reproduirons seulement les deux statistiques suivantes. J. Cloquet compte quarante-cinq récidives sur cinquante opérés avec rugination. D'après Baudrimont, Diffenbach, sur huit opérés a sept insuccès (récidives) avec la rugination. Les insuccès par la cautérisation sont, il est vrai, dans une proportion moins considérable, mais sont assez nombreux pour que Nélaton ait jugé celle-ci assez inefficace pour être rejetée, à moins d'être appliquée de nombreuses fois : nous verrons plus loin les inconvénients de cette méthode.

La cure radicale n'empêche donc pas la récidive. C'est qu'en effet, il y a deux sortes de récidives sur place (Broca, *Traité des tumeurs*) : 1° La récidive par continuation, lorsqu'on a laissé des parcelles de tissu pathologique. 2° La récidive par repullulation ; le mal entièrement détruit se reproduit de toutes pièces. Contre cette dernière espèce, la cure radicale (opérations préliminaires suivies de cautérisation ou rugination) n'a aucune prise.

Mais ce que la cure radicale ne peut obtenir, avonsnous la prétention de le procurer en employant simplement l'ablation par les voies naturelles? Loin de nous cette idée ; mais comme notre but, dans ce travail, est de démontrer l'inutilité en général des opérations préalables, il nous suffira de prouver que par les voies naturelles, on est tout aussi puissant contre les récidives, et que d'ailleurs les moyens radicaux (cautérisation, rugination) peuvent s'appliquer sans opération préliminaire.

A. Guerin disait à la Société de Chirurgie, en 1865, que l'on pouvait facilement introduire une rugine par le nez, et grâce à l'index introduit dans le pharynx, ruginer parfaitement et exactement le point d'implantation ; ce même but peut être atteint simplement avec l'ongle ou avec un onglet d'acier revêtant l'extrémité du doigt. En 1854, Desgranges décrivait un procédé ingénieux qui lui permettait de cautériser au Canquoin, le point d'implantation par les voies naturelles. Une pince fixée à un appareil frontal de Kramer, porte une baleine flexible à l'extrémité de laquelle on attache la pâte de Canquoin, que l'on porte dans le pharynx : celui-ci est tamponné avec de la charpie qui consolide le tout. Les observations de Desgranges lui permettient d'affirmer que cette opération est facile, que les suites en sont simples, et qu'elle évite une opération préliminaire (le voile du palais a préalablement été relevé par un fil introduit dans le nez et la bouche).

Quant aux succès ainsi obtenus par les voies naturelles, ils sont assez nombreux pour ne pouvoir être contestés, et Verneuil lui-même, grand partisan des opérations préliminaires, avouait cependant (1860) des succès durables obtenus par les méthodes simples (Letenneur, Desgranges, etc.

Nous pouvons donc dire que l'on a autant de garantie de guérison en agissant par les voies naturelles, qu'en employant les méthodes composées. Est-ce à dire que cette garantie est suffisante ? Non ; les nombreux faits de récidive prouvent que, jusqu'à ce jour, aucune méthode ne peut procurer la guérison vraie, définitive.

Dès lors il est inutile de la rechercher, et l'emploi des opérations préliminaires perd ainsi un de ses principaux arguments ; s'appuyant sur ce fait vrai que, quoi qu'il fasse, le polype peut récidiver, le chirurgien devra produire le moins de désordre possible, pour éviter au malade de hideuses déformations, de pénibles infirmités, créées par des opérations préalables successives.

II

Nous avons dit que nulle opération ne mettait à
l'abri de la récidive ; or, nous pensons qu'il faut chercher ailleurs que dans le traitement, la raison de ce
fait. L'étude de la nature du polype, de ce que M. Mollière appelle son histoire naturelle, jettera peut-être
quelque jour sur cette question.

Qu'entendons-nous d'abord par polype naso-pharyngien? Comprenons-nous sous ce nom toute tumeur pédiculée du pharynx? Si le fait seul de la pédiculisation, quel que soit le néoplasme, entraîne la dénomi-
nation de polype, nous conviendrons avec Verneuil,
que cette expression de polype, appliquée aux tumeurs
qui nous occupent est impropre : en effet, parmi celles-
ci, il en est de pédiculées, d'autres sont sessiles et
implantées par une large base. Quoiqu'il en soit, nous
réserverons le nom de polype naso-pharyngien au
fibrôme périostique de la base du crâne, que celui-ci
soit pédiculé ou non. Ce genre de tumeur appartient au
fibrôme fasciculé de Cornil et Ranvier. A la coupe, le

fibrôme pharyngien présente des lobes légèrement
roses, élastiques, sans suc, sans trace de ramollisse-
ment. Histologiquement, il se compose de fibrilles plus
ou moins condensées, entre lesquelles se remarquent
des cellules à des âges divers, les unes jeunes, les autres s'allongeant et commençant à se transformer en
fibrilles ; ces cellules, quelquefois peu nombreuses, d'autres fois très-abondantes, sont à peu près constantes :
elles indiquent que la tumeur est jeune, qu'elle a de la
vitalité, de la tendance à s'accroître ; on peut, selon
les histologistes, calculer les chances de récidives à la
richesse cellulaire de la tumeur. Entre ces éléments
rampent des vaisseaux de deux sortes. Les uns pourvus de parois propres, les autres sans revêtement en-
dothélial, ce qui explique la fréquence des hémorrhagies
dans ce genre de néoplasme. La périphérie est recou-
verte de cellules épithéliales. Lebert décrit, dans ces
tumeurs, une dégénérescence graisseuse, une transformation cartilagineuse et ostéoïde. La transformation
du fibrôme en cancer, admise par Boyer, n'existe pas ;
mais, O. Weber (Pitha et Billroth *Handbuch des
allg. und spec. chirurgie)*, admet qu'il peut dégénérer
en sarcôme. Nous avouons que dans certains fibrômes,
les cellules peuvent être assez abondantes pour faire
penser au fibro-sarcôme, et même au sarcôme. Mais
nous ne pensons pas que jamais le fibrôme revête les caractères, surtout les caractères cliniques du sarcôme. Les
observations de Weber ne sont pas concluantes, et dans
les ouvrages assez nombreux que nous avons parcourus,
nous n'avons jamais rencontré d'observations qui indiquent clairement cette transformation dans un polype,

où un examen histologique sérieux avait démontré auparavant un vrai fibrôme.

Ces tumeurs naissent du périoste de la base du crâne
et elles peuvent, par conséquent, se évelopper sur
tous les points osseux de la région : les recherches anatomiques de Lorrain et de Panas sur le périoste et la
fibro-muqueuse du pharynx et de l'arrière-cavité des
fosses nasales, ont tranché la question sur ce point, et il
est aujourd'hui bien peu de chirurgiens qui admettent,
avec Nélaton, l'implantation exclusive à l'apophyse
basilaire.

Telle est, en quelques mots, l'anatomie du fibrôme
naso-pharyngien. Or, cette tumeur, ainsi constituée,
ne ressemble pas aux autres tumeurs du même genre ;
elle a un cachet pour ainsi dire spécial. Elle est propre
à la jeunesse et à l'adolescence, possède une vitalité par-
ticulière, peut présenter des temps d'arrêt dans son développement, enfin disparaît au bout d'un certain temps.

Pourquoi le polype naso-pharyngien se développe-t-il
au moment de l'adolescence, et lui est-il exclusivement
propre ? Le fait, du moins, ne serait pas sans analogue :
ne voyons-nous pas des affections propres à l'enfance ?
d'autres à l'âge adulte, d'autres enfin à la vieillesse ?
Guérin fait remarquer l'extrême vascularité des os du
crâne et par conséquent du périoste de la région. Gosselin, de son côté, émet cette hypothèse très-vraisem-
blable : « qu'à l'époque où se complète le développement du squelette, une aberration et une exubérance du
mouvement nutritif peuvent se produire du côté de
l'enveloppe périostique qui donne insertion aux polypes. » Une raison à peu près semblable pourrait don-

ner l'explication de leur disparition à un certain âge, vers 22, 25 ans.

En effet, à cet âge, dit Samondès, l'appareil loco-moteur, dont fait partie le système fibreux, tendineux, périostique a acquis toute sa croissance. et dès lors les échanges nutritifs deviennent moindres : d'où diminu-tion de la vascularisation dans les mêmes rapports, et tendance à l'atrophie. Gerdy, dans sa thèse sur les po-lypes, parle de l'allongement et de l'amincissement consécutif du pédicule, causé par le propre poids de la tumeur ou par des tractions mécaniques : ne pourrait-on pas émettre cette hypothèse, que cet allongement pourrait être une cause de compression, de disparition des vaisseaux du pédicule, et par conséquent de la ré-trocession spontanée de la tumeur? Quoiqu'il en soit, le fait de la disparition spontanée de certaines tumeurs n'est pas un fait bien rare, et tout le monde a lu des observations de fibrômes utérins, même énormes, rétro-cédant, puis disparaissant au moment de la ménopause.

Enfin, Broca, présentant le 26 février 1866 à la Société de chirurgie, un polype fibreux naso-pharyn-gien infiltré de sérosité, essaie d'expliquer par ce fait la disparition de ces tumeurs : « En se résorbant, cette sérosité ne pourrait-elle pas finir par entraîner une sorte de dissolution de la tumeur ? »

Nous reconnaissons tout ce que cette explication a d'hypothétique : Desprès, en effet, dans son *Traité de diagnostic chirurgical*, donne une raison contraire : « Quelquefois le polype devient fibreux à la manière d'un ligament ou d'un tissu de cicatrice et cesse ainsi de s'accroître. » Quoi qu'il en soit de ces explications, le fait n'en reste pas moins acquis : le polype, une fois le malade arrivé à un certain âge, décroît et tend à disparaître. Gosselin l'a prouvé dans ses cliniques, et cette opinion tend à être admise presque généralement aujourd'hui.

Les considérations précédentes nous semblent donner quelques explications sur le fait de ces récidives :

1° Plus on approche de 20, 25 ans, plus on a de chances d'avoir une opération suivie de guérison radicale. Plus au contraire le sujet est jeune, plus la récidive est probable, parce que les tissus qui donnent naissance à la tumeur sont aussi plus vasculaires, plus doués de vitalité.

2° Il est difficile d'expliquer pourquoi un polype enlevé à un sujet avant l'âge de 18, 20 ans, ne récidive pas, et il en existe des observations.

Peut-être dans ces cas, a-t-on eu affaire à des polypes à trame exclusivement fibrillaire, et dénuée à peu près complètement de cellules. Mais la récidive s'explique facilement. Tout le périoste de la base du crâne peut donner insertion au polype. Celui-ci peut donc récidiver dans la partie voisine, le périoste lui servant pour ainsi dire de matrice, comme Gerdy l'a justement comparé à la Société de chirurgie. En outre, le travail de réparation qui se fait au point primitif d'implantation ne peut-il pas dépasser le but, dans ces tissus doués d'une vitalité exubérante, et reproduire le polype de toutes pièces? Du reste, il est probable que dans les cas de récidives, l'on a affaire à ces fibrômes à nombreuses cellules, ceux qui, selon l'expression pittoresque de Verneuil, sont les mauvais sujets de la famille.

III

De tout ce qui précède, nous croyons pouvoir conclure qu'il faut préférer l'opération par les voies naturelles : 1° Parce que l'opération préliminaire n'assure
pas la guérison définitive, sans récidive. 2° Parce que
cette opération préliminaire est de plus en plus contre-
indiquée à mesure que le malade avance en âge, que
la tumeur peut présenter des temps d'arrêt, enfin que
l'on peut obtenir la guérison radicale par les moyens
simples. A ces raisons pour ainsi dire négatives, nous
en ajouterons d'autres assez nombreuses. Tout d'abord,
l'opération par les voies naturelles est formellement indiquée quand le polype est petit ; on serait impardon-
nable de produire de graves désordres dans la face pour
un polype de taille minime que l'on pourra toujours
extraire par les voies naturelles. De plus, si l'on a
affaire à un polype à pédicule mince, que l'on puisse
saisir soit par la ligature, soit par l'arrachement, pourquoi employer les voies artificielles ? Il en est de
même lorsque le polype est mobile et peu adhérent au

point d'implantation. On pourrait peut-être objecter
que dans les cas de polypes durs, adhérents, on n'aura
jamais assez de prise par les voies naturelles, et que,
du reste, souvent cette opération présente des difficultés
extrêmes. Nous ne croyons pas que les méthodes artificielles donnent plus de prise pour opérer des tractions,
par exemple, pour arracher un polype; dans les cas, du
reste, où la ligature est possible, la chaîne de l'écraseur peut triompher des tissus les plus durs. Pour
notre part, nous avons vu, dans le service de M. Mollière, un polype d'une dureté et d'une adhérence exces-
sives, parvenir à être arraché par les voies naturelles.
Au surplus, pour un chirurgien exercé, l'ablation par
les voies naturelles ne présente pas de difficultés
sérieuses : les manœuvres sont presque toujours, nous
pouvons dire toujours faciles, aussi faciles au moins
que par les voies créées par les méthodes préliminaires.
Comparez le squelette d'un jeune sujet, chez lequel les
os de la face, le maxillaire surtout, ne sont pas encore
complétement développés, et par conséquent ne don-
neront pas tout le jour que les chirurgiens indiquent
dans leurs diverses méthodes préliminaires, comparez
ces voies artificielles avec les voies naturelles, le pharynx, l'isthme du gosier, bien autrement larges. Nous
avons vu souvent M. Mollière introduire chez de jeunes
sujets deux doigts, trois doigts, quelquefois les quatre
doigts de la main dans le pharynx, pouvoir explorer
ainsi facilement jusqu'à la base du crâne, et placer
commodément des pinces sur le pédicule ou la base du
polype, inséré sur n'importe quel point de la région.
Les manœuvres par le nez sont aussi faciles, en tenant

compte .évidemment de l'étroitesse beaucoup plus grande des voies opératoires. En effet, et nous affirmons surtout le fait chez les jeunes sujets, on peut aisément porter par le nez l'index jusque dans le pharynx. Nous ne nions pas la possibilité par cette manière d'agir, d'une fracture d'un cornet, par exemple ; mais les nombreuses extirpations de polypes muqueux que nous avons vu faire par M. D. Mollière, et dans lesquelles ce chirurgien, pour éviter les récidives, fracture le point d'implantation lorsqu'il siége sur les cornets, nous permettent d'affirmer que ces fractures n'ont aucun inconvénient sérieux, et n'ont jamais amené le moindre accident. Une objection plus fondée peut-être, serait la suivante : par les voies artificielles on a beaucoup d'espace, parce que le polype a écarté les os de la face, distendu ses cavités, et produit de véritables pertes de substance. Mais ne peut-on pas également bénéficier de cet élargissement en opérant par les voies naturelles ? Si les fosses nasales sont dilatées, la manœuvre ne sera-t-elle pas plus facile par cette voie ? Il en est de même du pharynx par lequel on pourrait mieux saisir les prolongements. Un polype de grosses dimensions qui aura produit cet élargissement, pourra toujours ainsi traverser les voies naturelles ; on sait combien la base de la langue est dépressible à l'isthme du gosier, et d'autre part des fragments souvent énormes ont pu traverser les fosses nasales élargies ; les observations le prouvent.

Nous répétons qu'il ne saurait être question ici de ces polypes monstres pour lesquels, du reste, souvent l'opération préliminaire elle-même est impuissante.

Mais certains prolongements pourraient-ils être ainsi extraits? Ceux qui passent par les fentes anatomiques, ceux qui s'insinuent par les trous du crâne, ceux qui remplissent l'antre d'Highmore? La dilatation produite par la néoplasme, nous le répétons, aidera beaucoup à son ablation, et plus le prolongement sera considérable, plus la dilatation sera grande : la difficulté ne sera donc pas augmentée. Pour les autres prolongements qui s'insinuent par un pédicule étroit dans une cavité qu'ils finissent par remplir, à part les naso-maxillaires, nous croyons que les opérations préliminaires ne donnent pas plus de facilité d'extraction. Du reste, sans compter qu'il est certains prolongements qu'il serait dangereux d'extirper, un certain nombre d'observations prouvent qu'on peut les laisser sans inconvénient. Voici ce que dit Ollier sur ce sujet : « Il est des prolongements qu'on ne peut pas trouver, et qu'il serait imprudent d'aller chercher. Aujourd'hui nous serons d'autant plus prudents sous ce rapport, que les observations de Nélaton et les miennes, montrent la tendance à l'atrophie qu'ont ces prolongements chez certains sujets. » Et plus loin : « Aujourd'hui, je crois inutile de poursuivre ces prolongements trop loin (surtout ceux qui s'insinuent par les trous de la base du crâne) ; et s'ils viennent à faire saillie dans les régions latérales et postérieures de la face, je les laisse tout d'abord. Ils peuvent, en effet, s'atrophier peu à peu; s'ils grossissent, on peut les enlever par une opération complémentaire. (*Bull. Soc. Chir.* 16 juillet 1873) ». Robin-Massé dans sa thèse, cite à l'appui de cette doctrine un opéré nommé Roudenay, chez lequel il était resté après l'opération un prolongement génien. Nélaton a revu le jeune homme 3 mois plus tard, et a constaté que le prolongement, qui n'était plus nourri par le pédicule, avait disparu. La théorie de Nélaton sur les adhérences explique l'atrophie des prolongements : il distingue les adhérences en vraies et en fausses ou consécutives. Les premières sont celles du vrai pédicule ; les secondes ne s'observent que sur les prolongements, aux points où ceux-ci, par des frottements répétés, produits par les mouvements physiolologiques (phonation, mastication, déglutition) ou par tout autre mécanisme, ont causé une inflammation qui devient bientôt adhésive ; dans ces points il ne s'établira jamais de gros vaisseaux ni une circulation intermédiaire active, de sorte que le prolongement, privé du sang venant par les vaisseaux du pédicule, finit par s'atrophier.

Les raisons précédentes résolvent donc l'objection des prolongements. Les auteurs qui n'admettent pas que l'on puisse employer des moyens radicaux par les voies naturelles, reprochent aux méthodes simples de laisser une partie du pédicule, ce que l'on a appelé souvent le coussinet pharyngien ; et Verneuil, en particulier, disait à la Société de Chirurgie qu'on ne devait pas considérer comme guéris radicalement, les malades qui portent encore un coussinet fibreux sur l'apophyse basilaire. C'est, dit-il, un état très-satisfaisant sans doute, mais non une guérison, puisqu'on doit intervenir de nouveau. On a vu plus haut ce que nous avons dit de la cure radicale ; pour nous, cet état satisfaisant dont parle Verneuil est une guérison, et plusieurs observations démontrent qu'il n'est aucunement nécessaire d'avoir recours à une nouvelle intervention pour le coussinet pharyngien. Nous pouvons citer entre autres les deux faits dont Velpeau a entretenu la même Société en 1866 : « Il a revu, il y à six mois, un malade opéré sans opération préliminaire par Robert, il y a vingt ans, par arrachement ; il n'y a pas eu de récidive ; il reste un coussinet qui depuis douze ans ne bouge pas et ne gêne pas. — Il y a neuf ans, il a opéré un polype sans opération préalable, par arrachement, à un malade âgé de 18 ans ; il reste un coussinet basilaire gros comme un marron ; mais il n'y a pas eu de récidive. Aucun de ces malades ne réclame une nouvelle intervention : ils se trouvent tous deux satisfaits de leur état.

Mais admettons la récidive, et nous savons en effet que, quoi que l'on puisse faire, la récidive est possible. La récidive s'étant produite, nous recommençons la même opération, une fois, deux fois, jusqu'à ce que, enfin, la récidive ne se produise plus ; les inconvénients de l'opération par les voies naturelles, en effet, nous l'avons dejà dit, sont nuls : les manœuvres ne laissent aucune trace. En est-il de même pour les opérations préalables qui laissent toujours des difformités, difformités toujours de plus en plus apparentes, plus pénibles, à chaque récidive qui nécessitera la même intervention ? Une des raisons principales enfin, qui nous engage à préférer les méthodes simples, est l'hémorrhagie qui se produit à peu près toujours pendant l'opération.

Cruveilhier, rapportant une observation de polype

naso-pharyngien, pour lequel il avait pratiqué la résection du maxillaire supérieur, dit qu'il faillit perdre son
malade par hémorrhagie. « Supposons, ajoute-t-il,
l'arrachement pratiqué autrement qu'à ciel ouvert, et
je perdais mon petit malade. » Nous retournerons l'objection ; Cruveilhier a failli perdre son malade précisé-
ment parce qu'il opérait à ciel ouvert. Nous soutenons
qu'en opérant par les voies naturelles, on peut toujours
se rendre maître de l'hémorrhagie, et que si l'on sui-
vait cette méthode, on n'aurait jamais de mort par
cette cause. M. D. Mollière, en opérant ainsi, a eu
parfois des hémorrhagies d'une abondance effrayante
à arrêter : il l'a toujours fait facilement, et n'a jamais
eu d'accidents à déplorer. Pour cela il emploie le
moyen le plus simple : les deux narines sont pincées
avec les doigts : une grosse éponge poussée dans
le pharynx fait l'office des bourdonnets postérieurs de
l'opération de Belloc, et produit une compression
exacte ; et alors, par où le sang peut-il s'écouler ? Par
où peut-il refluer ? Nous le répétons, cette manière si
simple d'agir a toujours été, au dire de M. Mollière,
couronnée de succès, et cela, dans les cas d'hémorrhagie les plus graves. Ce fait est d'autant plus impor-
tant, que l'hémorrhagie est la cause des morts subites
qui se produisent encore trop souvent, hélas, pendant
les opérations sur les polypes naso-pharyngiens. La
question mérite de nous arrêter un instant. Ce qui rend
si grave, dit Chassaignac, l'hémorrhagie au moment
de l'opération, c'est l'état anémique, la profonde mi-
sère physiologique des opérés. Il est inutile d'insister
sur le mécanisme de l'hémorrhagie, la structure des

vaisseaux de la tumeur l'explique suffisamment, et les idées de Lebert sur ce sujet n'ont plus cours aujourd'hui dans la science. Mais il s'est élevé de très-vives discussions à la Société de chirurgie sur ce point : Comment l'hémorrhagie produit la mort? Le sujet meurt-il par suffocation ou par syncope? Nous croyons que les deux opinions peuvent se soutenir et qu'elles sont vraies suivant les cas. La mort par syncope s'explique facilement par l'abondance de l'hémorrhagie chez un sujet forcément déjà anémié, la position verticale, ou tout au moins assise que l'on fait prendre à l'opéré, l'emploi de l'anesthésie, au début de l'opération au moins, qui crée toujours une certaine tendance à la syncope. Les expériences de Pozzi, en outre, démontrent l'influence plus grande sur la syncope par hémorrhagie, pour les artères voisines du cerveau que pour celles de la périphérie. Ainsi, sur un chien, une section de la carotide amène la mort au bout de 20 minutes, avec une perte de sang de 450 grammes. Sur un chien de même taille, la mort, après section de la fémorale, arrive seulement après 35 minutes, malgré une hémorrhagie plus abondante (600 grammes). Nous pouvons donc conclure que l'hémorrhagie produit la mort par syncope. L'opinion de la mort par suffocation s'appuie sur ce fait, qu'on a trouvé à l'autopsie du sujet, une assez grande quantité de sang dans les voies aériennes. C'est pour prévenir cette possibilité d'asphyxie que Blandin avait proposé la trachéotomie préalable, proposition reprise par Brandelenburg et Nüssbaum. Mais cette opération est mauvaise ; d'après Oppitz, elle entraînerait la mort d'un opéré sur quatre.

Quoiqu'il en soit du mécanisme de la mort, la gravité de l'hémorrhagie pendant l'opération nous est assez prouvée pour que nous rejettions ces méthodes préliminaires qui laissent peu de secours contre elle, et nous le prouverons par des observations, tandis qu'elle est si facilement combattue, lorsqu'on opère par les voies naturelles.

IV

Nous avons essayé de démontrer dans le chapitre précédent qu'il fallait rejeter les opérations préliminaires et employer les méthodes simples. Quelles sont-elles ? Et à laquelle faudra-t-il donner la préférence ?

Nous n'avons pas l'intention de décrire le mode opératoire de chacune d'elles ; mais nous en donnerons les avantages et les inconvénients, et nous examinerons les objections qu'on peut leur faire. Les méthodes simples sont au nombre de trois principales : L'arrachement, le broiement, la ligature.

1° *Arrachement*. — Suivant Ollier, aucun mode d'extirpation des polypes ne saurait être comparable à ce procédé. C'est aussi l'arrachement que préfère M. D. Mollière pour l'ablation des polypes naso-pharyngiens : il s'effectue avec de fortes pinces, les pinces d'Icard, celles d'Ollier, ou l'anse métallique de Malgaine portée sur le pédicule. Ce procédé a l'avantage d'être le plus simple de tous, d'une exécution facile, et est toujours suivi de succès ; mais il faut avoir de fortes pinces. En outre, les plaies déterminées par l'arrachement se guérissent seules et sans aucun pansement :

quelques fumigations émolientes calmeraient, du reste, les légers accidents inflammatoires qui pourraient parfois, mais bien rarement, se produire. On a reproché à l'arrachement de pouvoir déterminer des fractures de la base du crâne; d'autant plus que, comme le fait remarquer Forget, le tissu osseux est usé au niveau de l'insertion des polypes. Nous ne connaissons guère sur ce sujet que l'observation d'Icart, où il y eut une fracture de l'ethmoïde, et encore, dans ce cas, la fracture ne fut suivie d'aucun accident.

Nous ne croyons pas que l'arrachement ait jamais pu produire des symptômes cérébraux par fracture de la base du crâne ; nous pensons qu'il faut imputer à des prolongements cérébraux les rares cas de mort par méningite (Gosselin, Fleury, de Clermont, Ollier), par encéphalite, survenus à la suite de l'arrachement. Les prolongements cérébraux sont donc une contre-indication formelle à l'arrachement, et même à toute intervention chirurgicale, quoi qu'en dise Verneuil. On peut du reste facilement les soupçonner, lorsque la tumeur a un volume énorme, et que l'on remarque chez le malade des douleurs de tête, de la surdité, de la somnolence habituelle, des pertes de connaissance (Dolbeau). On a dit, il est vrai, que ces troubles fonctionnels s'expliquaient tout aussi bien par la présence du polype et les désordres circulatoires qu'il produit; mais ces troubles ne sont jamais aussi prononcés. Il en est un autre sur lequel de Gandt appuie beaucoup, et qu'il considère comme donnant la certitude du prolongement cérébral ; nous voulons parler des troubles visuels : l'ophtalmoscope permettrait, dans ces cas, de reconnaître les signes

caractéristiques de l'atrophie de la papille et de la né-
vrite optique.

Ligature. — On distingue deux espèces de ligature :
la lente, l'extemporanée. Nous rejetons la ligature lente
pour plusieurs raisons : 1° Après la ligature lente, la
tumeur augmente de volume, et comprime les parties
voisines d'une manière pénible; 2° Il se produit une
inflammation qui peut se propager à l'encéphale, à
l'oreille, aux voies respiratoires; 3° Le polype se gangrène, et au niveau de la ligature il se produit un
écoulement de produits putrides qui peuvent amener la
septicémie; 4° La tumeur peut se détacher et tomber
dans l'estomac (Demarquay a observé un cas de vio-
lente entérite produite dans ces conditions), ou bien sur
la glotte et asphyxier le malade. Pour éviter les accidents produits par le gonflement, l'inflammation et la
gangrène, Heister et Sabatier, après Glandorp, cou-
paient la tumeur au-dessous de la ligature, mais alors
ils transformaient la ligature lente en extemporanée :
ils s'exposaient du reste ainsi à couper la ligature et à
avoir les accidents d'hémorrhagie que produit la section simple du pédicule. Nous rejetterons donc la
ligature lente, pour adopter exclusivement l'extemporanée. Nous ne voulons pas donner ici les nombreux
procédés décrits pour passer la ligature; c'est au chirurgien à s'inspirer de la circonstance. Une fois la
ligature effectuée (grosse corde, fil de fer, chaîne de
l'écraseur), on termine en un temps à l'aide des divers
serre-nœuds, de l'écraseur de Chassaignac. On peut se
servir également avec succès de l'anse galvano-caus-
tique. La ligature n'est sans doute pas applicable à tous

les cas, par exemple dans les cas de tumeur sessile à large base d'implantation; mais elle n'en constitue pas moins un procédé ex-.ellent que l'on emploie souvent avec succès.

On peut rapprocher de la ligature, la compression produite par des pinces. Ce procédé, inventé dit Ch. Bell par Malinverni, a surtout été préconisé par Letenneur de Nantes, qui enleva ainsi en plusieurs fois un vaste polype par les voies naturelles (*Gazette médicale de Paris 1866*).Suivant Letenneur: 1° L'emploi de la pince compressive peut être fait, alors qu'il est impossible de placer une ligature; 2° la pince permet de détruire la tumeur par parties; 3° elle est plus facile à appliquer que la ligature. Mais nous ferons à cette méthode les mêmes reproches qu'à la ligature lente; et, de plus, elle présente ce grave inconvénient de laisser dans les fosses nasales, un instrument qui gêne par son poids et par son volume.

3° *Le broiement.* — Cette méthode attribuée à Velpeau compte quelques succès (Dolbeau, Velpeau, Jarjavay). Elle réduit le polype en un certain nombre de lambeaux qui, privés de vie, se décomposent et se détachent en quelques jours, en amenant la disparition des parties qui n'ont pas été atteintes par les pinces. Cette méthode est aujourd'hui à peu près complétement délaissée. De même, en effet, que dans la ligature lente, l'inflammation, puis la suppuration et la gangrène du polype peuvent produire l'infection putride; de plus, l'inflammation peut se propager aux parties voisines et déterminer une méningo-encéphalite, ou des inflammations des voies respiratoires.

Outre ces trois procédés principaux, il en existe encore d'autres nombreux. Ainsi l'on a employé la cautérisation et la rugination comme méthodes simples contre les polypes naso-pharyngiens (Borelli, Guerin). La rugination employée ainsi peut être très-utile dans beaucoup de cas, seule ou combinée avec d'autres procédés, comme l'arrachement. Quant à la cautérisation prise comme méthode simple pour détruire les polypes, elle doit se faire en plusieurs temps, et nous en reparlerons à propos de la cure lente. Nous rejetons complétement l'excision simple qui expose trop à l'hémorrhagie. Quant à l'électrolyse, lorsqu'elle parut, elle sembla devoir clore l'ère des opérations préliminaires, et permettre la destruction complète du polype par les voies naturelles ; elle compta même quelques succès (Dolbeau, Guyon). Mais elle fut peu à peu abandonnée, et aujourd'hui elle ne compte guère de partisans. En ce qui concerne la facilité d'application, dit Verneuil, il faut convenir que l'avantage n'est pas du côté de l'électrolyse ; il faut des appareils spéciaux, coûteux, faciles à détériorer, et qui n'obéissent pas à toutes les mains. Le concours d'un spécialiste est à peu près indispensable *(Bull. Soc. chir. 1866)*. On a essayé récemment des injections interstitielles (Duplay) qui remplaceraient l'électrolyse : l'expérience n'a pas encore suffisamment prononcé.

De l'examen de toutes ces méthodes, nous concluerons qu'on doit choisir entre la ligature, l'arrachement, la rugination : le polype, sa consistance, son plus ou moins de pédiculisation, son volume, dicteront le choix entre ces procédés.

V

Nous avons exposé précédemment les raisons qui militent en faveur de l'ablation des polypes naso-pharyngiens par les voies naturelles exclusivement, il nous reste à dire pourquoi nous rejetons les opérations préliminaires.

Tout d'abord, sachant que le polype naso-pharyngien est une affection de la jeunesse et de l'adolescence, destinée à disparaître vers l'âge de 24, 25 ans, nous n'entreprendrons jamais d'opération préalable destinée à opérer une cure radicale, à partir d'un certain âge, à partir de 17, 18 ans. Nous avons du reste assez appuyé sur ce point, pour que nous puissions ne pas insister davantage. On nous permettra cependant de citer ici le cas suivant publié par Samondès dans sa thèse (1878). Etchepare (Pierre), 24 ans, entre à l'Hôtel-Dieu de Bayonne le 24 février 1873. Le docteur Lafont constate un énorme polype naso-pharyngien. L'opération n'est pas pratiquée, et le malade sort dans le même état. Le polype cependant disparaît peu à peu sans traitement aucun, et 18 mois après la guérison était constatée. Un second motif pour rejeter les opérations préalables, est que l'on peut se tromper de diagnostic. Si au lieu du fibrôme naso-pharyngien, on a affaire à une tumeur bénigne, (par exemple polypes muqueux, fibro-muqueux, etc.), quelle grande faute ne commet-on pas en pratiquant une opération préliminaire. Le diagnostic des polypes fibreux naso-pharyngiens en effet, n'est pas aussi facile qu'on pourrait le croire au premier abord. De Gandt, dans sa thèse sur le diagnostic différentiel de cette affection a assez insisté sur ce point, pour que nous soyons dispensé d'y revenir. Sans parler des polypes fibro-muqueux qui, on le sait, sont beaucoup moins graves que les fibreux proprement dits, et pour lesquels cependant on a pratiqué des opérations préliminaires, même lorsqu'ils étaient de petit volume (Huguier, *Bull. Soc. chir.* 1859; Duménil de Rouen, 1873, etc.) nous citerons le cas de Legouest (1869), qui a rencontré un polype muqueux de l'apophyse basilaire; et cependant, dit-il, depuis les recherches de Lorrain sur la membrane qui tapisse l'apophyse basilaire, les chirurgiens considèrent les polypes de cette région comme des polypes fibreux exclusivement. Spillmann, dans son excellent article (Nez), du *Dictionnaire Encyclopédique des Sciences médicales*, dit : « En lisant la relation des opérations préliminaires, faites dans le but d'arriver à détruire radicalement des polypes naso-pharyngiens, on demeure moralement convaincu que plus d'une a été pratiquée inutilement pour enlever des polypes fibro-muqueux. Et plus loin : Il est difficile de

diagnostiquer le polype fibro-muqueux du polype naso-
pharyngien; avec l'ablation sans opération préliminaire, une erreur de diagnostic est sans conséquence. »
Cette phrase résume notre opinion sur ce point.

D'autres raisons encore plaident en notre faveur :

Une opération préliminaire nécessite des incisions
cutanées, une plaie plus ou moins considérable. Or,
que pendant le travail de cicatrisation, durant lequel
le malade reste soumis aux influences nosocomiales, il
survienne un accident, un érysipèle, par exemple qui
empêche la cicatrisation de la plaie, le malade se trou-
vera dans une situation grave qu'on eût évitée en employant les méthodes simples, et donttoute la respon-
sabilité doit être rejetée sur l'opération préliminaire.
On dit que les opérations préliminaires donnent surtout
du jour pour arriver sur l'implantation. Or l'implantation se fait ordinairement à l'apophyse basilaire : nous
doutons que pour arriver à ce point, aucune voie préalable soit aussi large, aussi directe, que celle par
l'isthme du gosier; et, chose qu'il ne faut pas oublier :
dans cette opération, le doigt, pour ainsi dire, doit voir
plus que l'œil; il importe beaucoup plus de toucher
que de voir. L'hémorrhagie qui accompagne l'opération, et qui cache toujours plus ou moins les détails
anatomiques de l'implantation, donne toujours, dans
ces cas, la supériorité au tact sur la vue. Mais nous
rejetterons surtout l'opération préliminaire parce qu'elle
est grave. Nous pouvons citer cinq observations de
mort amenée par l'opération préalable. En 1861,
Deguise perd un malade pendant une ablation du maxillaire supérieur. Il attribue cette mort à la douleur

inséparable d'une pareille mutilation, jointe à un assez grand écoulement de sang chez un sujet affaibli déjà par des hémorrhagies antérieures. Sédillot et Demarquay perdent également chacun un malade pendant l'opération, après avoir pratiqué la resection du maxillaire supérieur précédée d'anesthésie. En 1870, Verneuil présentait à la Société de chirurgie une observation semblable, toujours après une résection du maxillaire supérieur. Enfin, Duménil, en 1873, perd un malade une heure après avoir pratiqué l'opération d'Ollier. Il serait facile, dit Spillmann, de rapporter un certain nombre de faits semblables, dans lesquels l'hémorrhagie a eu pour résultat, soit d'entraîner la mort immédiate, soit de déterminer des syncopes qui seraient devenues définitivement mortelles, si l'on n'était parvenu à arrêter l'écoulement de sang, soit de forcer le chirurgien à laisser l'opération inachevée. En outre les opérations préliminaires ont l'inconvénient de laisser une infirmité ou une déformation plus ou moins graves; mais nous nous rendrons mieux compte de ce fait, en examinant chaque voie artificielle séparément.

Voie palatine. — Nous avons surtout en vue ici la méthode de Nélaton, c'est-à-dire l'incision du voile du palais et de la muqueuse palatine, avec ostéotomie de la voûte. L'incision simple du voile, le procédé de Manne, nous semble une opération complètement inutile, depuis que Desgranges a inventé son procédé de relèvement du voile du palais. L'opération préliminaire, par la voie palatine, d'après Nélaton, n'entraîne ni cicatrices ni difformités apparentes; elle ne compromet pas la mastication, elle

est d'une exécution facile et ne nécessite l'emploi que
d'instruments simples, elle n'intéresse ni nerfs, ni
artères importantes; enfin, elle n'expose pas à
l'érysipèle de la face comme les méthodes nasale et
palatine. Mais, si nous faisons un examen sérieux des
faits, nous sommes forcés d'en tirer les conclusions
suivantes: 1° Quoique, grâce à la conservation des
muqueuses, palatine et de Schneider, il se forme,
comme le dit Beuf, des stalactites osseuses, il reste
généralement une perte de substance rendant indispensable l'usage d'un obturateur mécanique; 2° le voile
du palais dont on a empêché la réunion, pour surveiller
la récidive, ce qui constitue, du reste, une partie de la
méthode, n'est pas toujours susceptible de restauration
par la staphylorrhaphie; 3° dans plusieurs cas, on a
observé la paralysie complète consécutive de ce voile
membraneux; 4° l'opération est quelquefois très-
laborieuse, et, de plus, elle ne donne pas toujours une
ouverture aussi large qu'on pourrait le croire *a priori;*
5° suivant l'expérience de Legouest, si le sujet a une
voûte ogivale, la résection n'a pas un résultat utile;
6° il est très-difficile, par ce procédé, d'atteindre le
pédicule de la tumeur, si surtout l'insertion est latérale;
7° pour atteindre par cette voie un pédicule à insertion
médiane, il faut que le polype soit très-petit, et alors,
qu'est-il besoin, dans ce cas, d'opération préliminaire?
8° la tumeur, par cette voie, se présentant par sa masse
centrale, on est obligé, après la destruction des lobes
secondaires, d'attaquer comme on peut cette masse,
d'où des hémorrhagies abondantes. C'est, du reste, le
procédé qui expose le plus aux hémorrhagies; aussi,

pour les éviter, est-on obligé d'avoir recours à la méthode des cautérisations successives, qui présentent bien d'autres inconvénients, comme nous le verrons plus loin. Nous concluerons que l'emploi de cette méthode n'est guère acceptable que dans le cas où le polype ayant usé et, pour ainsi dire, perforé la voûte palatine, l'opération est toute tracée d'avance, et pour ainsi dire presque toute faite.

Voie maxillaire. — Ce procédé a sur le précédent l'avantage d'ouvrir une brèche plus considérable. Ses partisans disent que de tous les procédés, c'est celui qui permet le mieux d'arrêter les hémorrhagies qui peuvent se produire pendant l'ablation du polype, car il permet mieux de voir la source de l'écoulement. Cependant, les faits sont contradictoires. Dans les cinq cas de morts opératoires que nous avons cités plus haut, quatre ont trait à des hémorrhagies ayant amené la mort pendant la résection du maxillaire supérieur. Nous dirons, au contraire, que cette opération expose beaucoup à l'hémorrhagie, car elle lèse nécessairement l'artère palatine, et elle expose à la lésion de la maxillaire interne. Comme conséquences ultérieures de l'opération, nous pourrions citer des cicatrices étendues et apparentes, la perte de la moitié de la voûte palatine et de l'arcade dentaire, une paralysie plus ou moins complète de la face, la chute ou la déviation du globe oculaire, la fistule lacrymale, etc. Il est vrai que ces nombreux inconvénients ont été en grande partie diminués par les perfectionnements successifs apportés à la résection du maxillaire supérieur, et surtout par le procédé de M. Létiévant, tel que nous lui avons vu exécuter, et qui a inspiré la thèse inaugurale de notre excellent ami, le Dr Cartier. Les résections partielles atténuent-elles les inconvénients et les dangers de cette voie artificielle ? Peut-être jusqu'à un certain point, mais alors elles constituent une opération difficile, et n'ouvrent pas une voie suffisante. Nous pouvons citer les exemples de Michaux, Giraldès, Vallette, obligés au milieu de l'opération, de compléter l'ablation du maxillaire.

Ajoutons que les résections temporaires du maxillaire ne constituent pas un procédé beaucoup supérieur aux résections simples. Voici le résultat que constatait Desprès sur un malade qu'avait opéré Huguier par déplacement du maxillaire (*Bull. Soc. Chir.* 1866) :

« Après la guérison du polype, les dents étaient cariées, le maxillaire était resté très-mobile ; le malade qui ne peut se servir de sa mâchoire est dans de moins bonnes conditions que ceux qui ont un appareil prothétique. »

Voie nasale. — Le procédé d'Ollier (ostéotomie verticale et bilatérale) nous semblant le meilleur, c'est surtout lui que nous aurons en vue dans les considérations suivantes. Nous avouons que par cette voie on s'ouvre une brèche plus considérable que par les méthodes précédentes, et que l'on peut arriver plus directement jusqu'à l'apophyse basilaire.

Mais, dit Dumenil, on aborde par cette voie le polype par sa partie antérieure, de telle sorte que si un prolongement un peu considérable occupe la fosse nasale, il faut commencer par le détruire avant d'arriver au pédicule ; or, la perte de sang dans ce temps de l'o-

pération peut suffire pour amener la mort (Dumenil avait
en effet eu ainsi une mort opératoire, 1873). En 1877,
Cruveilhier faisait aussi à la méthode d'Ollier les deux
objections suivantes : 1° La section osseuse a le défaut
d'amener inévitablement la section de la partie du polype qui occupe les fosses nasales : chez un malade,
il a eu à ce moment une hémorrhagie très-considéra-
ble, qui venait à la fois du polype et de la muqueuse
gorgée de sang; 2° L'incision de la peau donne tellement de sang qu'il se propose dorénavant de faire l'incision au galvano-cautère. Nous ne dirons pas avec
Chassaignac à M. Ollier, qu'après son opération ses
nez semblent être en carton : mais il reste, quoi qu'en
dise cet auteur, une cicatrice toujours plus ou moins
apparente. Le jeune R... que nous voyons souvent et
qui a été opéré il y a six ans par MM. Vallette et Ollier
avec cette méthode, porte sur la base du nez une cicatrice saillante et difforme.

Nous parlerons ici pour mémoire du procédé de
Rouge de Lausanne, qui emploie aussi la voie nasale.
Il pénètre par cette voie, en incisant la lèvre supérieure dans le sillon labio-gingival; quoique ce procédé présente l'avantage de ne laisser aucune cicatrice,
aucune difformité, nous le rejetterons parce que la
brèche qu'il ouvre est très peu considérable et que les
manœuvres sont difficiles par une voie si étroite.

Voie lacrymale. — Voici les arguments que M. Delore donnait, en 1863, dans le *bulletin de Thérapeutique* contre l'opération préalable par les voies lacry-
males : I° On pénétre, par l'unguis, non dans le méat
supérieur comme le dit Rampolla, mais dans le méat

moyen (recherches de Verneuil, de Delore): les instruments qui pénétrent ainsi, sont dirigés à la partie inférieure de l'orifice, et non pas vers la voûte pharyngienne ; 2° On risque de perforer l'unguis trop bas, ou au niveau de l'insertion du cornet moyen ; 3° On produit presque forcément par l'introduction d'instruments rectilignes, des délabrements étendus dans la paroi interne de l'orbite ; 4° Dans les manœuvres d'extraction, on peut avoir une fracture de l'éthmoïde, du cornet, et même un phlegmon orbitaire ; 5° Il est beaucoup plus facile d'arriver sur le pharynx par les voies nasales naturelles. Comme conclusions, donnons d'après Robin-Massé, le résultat des quatre opérations qui ont été faites par le procédé orbitaire : Deux opérés de Palasciano ont éprouvé une récidive ; un opéré de Rampolla est mort le 14e jour, et un opéré de Vallette perdit l'œil à la suite d'un phlegmon. Cette méthode doit donc être abandonnée complétement.

Il nous reste à examiner une méthode intimement liée aux opérations préliminaires, et que l'on a désignée sous le nom de cure lente : celle-ci emploie la cautérisation, surtout par le Canquoin ; elle repose sur ces deux idées qu'il faut absolument tout détruire le polype pour assurer la cure radicale, et 2° que la cautérisation, pour arriver à ce but, pour être efficace, ne doit pas seulement être appliquée une fois, mais souvent et longtemps. Nélaton, Malgaigne, A. Richard, etc. sont les chirurgiens qui ont surtout préconisé cette méthode. Elle s'appuie sur la théorie de la cure radicale que nous rejetons, et dont nous croyons avoir montré l'inanité. En effet, tout d'abord, elle n'assure pas son but, et la statistique de Robin-Massé (thèse Paris 1864) ne prouve absolument rien au point de vue de la récidive. Robert rejetait les cautérisations multiples, les considérant comme dangereuses et n'empêchant pas la récidive : De Roubaix cite, en effet, deux cas de mort attribués à la cautérisation répétée, chez deux malades de Nélaton ; et Verneuil soutenait, en 1860, que les applications répétées de caustique tendaient plutôt à faire repulluler la tumeur. Cette méthode présente, en outre, de nombreux inconvénients : pendant tout le temps de la cure, les malades restent soumis aux influences nosocomiales, et sont exposés à de nouveaux dangers à chaque tentative de cautérisation. De plus, n'est-il pas regrettable de laisser si longtemps un foyer de suppuration et de putréfaction à l'entrée des voies respiratoires? Sans compter ces nombreux défauts, la cure lente ne peut pas être érigée en méthode générale : elle est inapplicable dans les opérations d'urgence qu'on est assez souvent appelé à pratiquer pour les polypes naso-pharyngiens (hémorrhagies, suffocations).

VI

Nous rejetons donc les voies artificielles pour les polypes petits, moyens et gros. Mais si nous avons affaire à un polype énorme qui nécessite une opération préliminaire, et nous avons eu soin de le reconnaître dès les premières lignes de ce travail, à quel procédé nous arrêterons-nous ? Il est difficile de prime abord, de faire un choix absolu : nous croyons que ce choix doit être variable. Il dépend d'abord de la conformation de l'individu. Tel sujet a la face rétrécie dans le sens vertical, de sorte que les dimensions du maxillaire supérieur sont diminuées et donneraient moins de jour que normalement. Tel autre a une conformation vicieuse de la voûte palatine, qui rendrait la voie par cette région, impraticable. Il existe, dit Legouest, des sujets chez lesquels la voûte est ogivale, au lieu d'être surbaissée : elle est alors très-étroite, très-élevée, peu accessible aux instruments, et ne peut être que très-imparfaitement réséquée ; il en résulte que le complément de l'opération, c'est-à-dire la cautérisation, qui

4

pour certains chirurgiens est la partie fondamentale,
ne peut être menée à bien. Huguier avait remarqué
que cette disposition ogivale de la voûte, s'observe surtout chez les personnes à visage busqué, qui ont le nez
long et saillant. Le choix du procédé doit aussi dépen-
dre du point d'implantation et des prolongements : c'est
l'opinion que soutenait Robert. Chassaignac aussi, disait à la Société de chirurgie : « Les méthodes opératoires pour le traitement du polype naso-pharyngien,
doivent se constituer, non-seulement au point de vue
de l'implantation originelle du polype, mais aussi, et
très-expressément, au point de vue des embranche-
ments possibles de celui-ci. » Ces conditions mises à
part, nous donnerions la préférence à la résection du
maxillaire par le procédé de Létiévant, ou à la voie
nasale (ostéotomie verticale et bilatérale d'Ollier).

VII

OBSERVATIONS

——

Nous terminerons ce travail par la relation de quelques observations de polypes naso-pharyngiens enlevés par les voies naturelles, sans opération préliminaire. Nous ne reproduirons pas toutes les observations qui ont paru dans la science sur ce sujet ; nous n'en n'avons ni la prétention, ni le vouloir ; il en a paru dans toutes les revues périodiques ; on en a lu plusieurs à la Société de chirurgie ; enfin Verneuil en rapporte plus d'une vingtaine dans ses *Documents inédits de l'ancienne Académie de chirurgie de Paris.* Les quelques cas que nous donnons ici nous paraissent appuyer suffisamment notre manière de voir.

OBSERVATION I. — Communiquée par M. D. MOLLIÈRE.

François Larçon, âgé de 23 ans, entre à l'Hôtel-Dieu le 14 avril 1878, salle Saint-Louis, n° 36.

Il exerce la profession de garçon d'office. Nez aquilin, moyennement développé. Sa santé générale est bonne ; mais il est extrêmement pâle, et nous dit qu'il a eu de nombreuses épistaxis. Les yeux sont larmoyants et font légèrement saillie en avant. Sa voix est nasonnée; ses deux narines sont complètement oblitérées; il lui est impossible de se moucher. L'ouïe est extrêmement obtuse du côté gauche. Il ne sait pas au juste à quelle époque ont débuté ces symptômes; mais ils remontent déjà à une époque ancienne. En faisant ouvrir la bouche à ce malade, on aperçoit le voile du palais déprimé et fortement rejeté en avant. En touchant avec le doigt sa face antérieure, on sent derrière lui une tumeur extrêmement dure, qui remplit totalement le pharynx, et qui fait saillie au-dessous du bord inférieur du voile palatin. En introduisant le doigt dans le pharynx, on constate que le voile du palais n'est pas adhérent à la tumeur. L'implantation de ce polype, dont la consistance est extrêmement dure, a lieu par une large base à l'apophyse basilaire; il est impossible de préciser ses limites du côté gauche. Cette exploration ne se fait pas sans amener une certaine hémorrhagie.

18 avril. — Opération. Le malade étant assis sur une chaise, M. Mollière introduit la main dans la bouche, et deux doigts dans le pharynx, sur la tumeur. Une forte pince à polype est introduite par la narine droite, et l'opérateur, s'en servant comme d'une rugine, cherche à abaisser le polype. Il en détache ainsi un morceau gros-comme une noix, que ses doigts retirent aussitôt par la voie buccale.

Mais à ce moment une hémorrhagie formidable se produit, et par le pharynx, et par le nez. M. Mollière bourre avec force une éponge dans le pharynx, et saisit le nez pour empêcher l'écoulement sanguin.

Ainsi maître de l'hémorrhagie, il enfonce l'index de la main gauche dans la narine droite, puis, s'armant d'une forte pince, l'introduit par la narine gauche; le doigt, qui est ainsi jusqu'au pharynx, dirige l'extrémité de cette pince, tandis qu'un aide maintient la narine appliquée sur l'instrument, pour éviter l'écoulement du sang, qui sort en jet dès qu'on laisse la narine ouverte: pas une goutte ne s'écoule par la bouche.

C'est en répétant cette même manœuvre à plusieurs reprises,

que le chirurgien arrive, morceau par morceau, à enlever la
presque totalité de la tumeur. Les adhérences sont tellement
intimes, que plusieurs pinces très-solides sont faussées. L'apophyse basilaire est ruginée à l'aide d'une longue rugine courbe.

On enlève alors l'éponge pharyngienne, et on fait passer un
courant d'eau glacée : l'hémorrhagie paraît arrêtée complétement.

Mais il reste du côté gauche une saillie, sur laquelle s'épuisent
les tractions les plus fortes. C'est alors que, prenant une énorme
pince courbe, et la dirigeant sur sa main introduite dans la
bouche, M. Mollière saisit le reste de la tumeur, en exerçant un
mouvement de traction et de torsion énergique. Il amène ainsi
un volumineux fragment de tumeur, beaucoup plus dur que le
reste de la masse morbide, et ossifié à son centre.

Mais à ce moment l'hémorrhagie reparaît : une éponge est
rapidement introduite et bourrée dans le pharynx ; le nez est
saisi ; mais le sang se fait jour par le conduit auditif externe
gauche, qui est aussitôt oblitéré à l'aide de l'index.

Le malade exsangue a des menaces de syncope. On l'étend ;
mais il ne perd pas une goutte de sang. Au bout de quelques
instants, on lâche les narines d'abord, puis le conduit auditif :
l'hémorrhagie est arrêtée, et le malade, après avoir bu un cordial,
est remporté dans son lit.

19 avril. — La nuit a été tranquille. Le pouls s'est relevé.
Fièvre assez forte. On prescrit des vins généreux et des bouillons concentrés. On enlève l'éponge, et on fait une irrigation
phéniquée.

Ces irrigations phéniquées froides se continuent les jours sui-
vants, et, malgré le choc qu'il a eu à subir, le malade se relève
rapidement. Le nez n'est en aucune façon déformé ; il n'est pas
douloureux. Le voile du palais, intact, fonctionne normalement,
et à la sortie, un mois après l'opération, tout est absolument à
l'état normal.

Le malade a été revu depuis à plusieurs reprises en parfait
état, s'amusant même à faire passer la fumée de sa pipe par ses
narines, pour en démontrer la perméabilité.

La tumeur a été examinée au microscope : c'était un fibrome, contenant des éléments adultes, ossifiés en certains points. Il n'y a presque point d'éléments embryonnaires. C'était donc bien un fibrôme ancien, subissant un mouvement de regression.

RÉFLEXIONS. — L'hémorrhagie primitive chez ce malade, dès la première application des pinces, a été telle dans sa violence, que tous ceux qui ont assisté à l'opération sont convaincus que, si une voie artificielle avait été ouverte, il eût été impossible de s'en rendre maître. Cette tumeur, volumineuse et irrégulière pesait 60 grammes : c'est le poids que nous avons obtenu des débris morcellés, dont une bonne partie avait été perdue.

OBSERVATION II. — *Polype naso-pharyngien. Ablation par arrachement sans opération préalable; guérison*, par M. HORTOLÈS, interne des hôpitaux (*Lyon Médical,*1878).

Allemand (Joseph-Fidèle), âgé de 18 ans, entré le 15 avril 1878 à l'Hôtel-Dieu, service de M. Daniel Mollière, pour une tumeur située dans la cavité buccale dont elle occupe la plus grande partie.

Cette tumeur en tout semblable à la langue, s'étend de la partie postérieure du voile du palais, qu'elle refoule en avant et en haut, à l'arcade dentaire, derrière laquelle elle se termine. Elle n'est nullement adhérente à la voûte palatine, et en l'abaissant, on la voit s'étendre en haut vers les fosses nasales ; sa consistance est d'une dureté fibreuse. L'examen de la narine droite montre qu'elle y envoie un prolongement qui en obstrue complétement l'orifice.

Le malade fait remonter à un an environ le début de son affection, qui fut marqué par de la gêne dans la respiration et de l'enchifrènement avec sensation d'un corps étranger dont il cherchait à se débarrasser en se mouchant, efforts qui provoquaient des épistaxis fréquentes.

Depuis, la tumeur a continué sa marche envahissante jusqu'au jour où le malade vient réclamer l'intervention chirurgicale.

Actuellement : déformation à droite du nez et de la face qui sont refoulés et légèrement déviés. L'impossibilité complète de respirer par le nez oblige le malade à dormir la bouche ouverte.

Enfin la gêne causée par le prolongement buccal est telle, que l'usage d'aliments liquides est seul permis. Etat général satisfaisant. Absence complète d'engorgement ganglionnaire, le malade s'exprime très-difficilement.

En présence d'une situation aussi grave, M. Mollière se décide sans plus tarder à intervenir, après avoir porté le diagnostic de polype fibreux naso-pharyngien.

Avant d'entreprendre l'opération, un dernier examen fixe ce chirurgien sur le siége d'implantation de la tumeur, qui est l'apophyse basilaire et la face inférieure de la base du sphénoïde.

L'examen de la narine gauche, non envahie, ne montre qu'une masse d'un gris rosé, s'étendant vers la narine droite et le pharynx, nullement pédiculisée, et qu'il eût été d'autant plus impossible de saisir dans l'axe d'un écraseur, qu'il existe des adhérences multiples avec le voile du palais, ses piliers et les apophyses ptérygoïdes. Ajoutons que la vascularité de la tumeur est telle, que les seules pressions et tractions avec le doigt la font saigner.

Après avoir étudié les divers procédés par lesquels le polype peut être attaqué, M. Mollière opta pour l'arrachement simple, sans opération préalable.

Avec une forte pince à polype, à courte courbure, le prolongement buccal est d'abord saisi aussi bien que possible, avec la précaution de ménager la partie du voile du palais étalée au-dessus. De fortes tractions jointes à des mouvements de torsion et de latéralité arrachent cette partie du polype. Le même procédé est appliqué au prolongement nasal. Mais la difficulté de l'opération consista surtout dans l'ablation de la masse située dans l'arrière cavité des fosses nasales, conservant encore ses points d'implantation et ses adhérences.

Pour l'atteindre M. Mollière eut recours à la même forte pince, engagée dans la narine droite débarrassée de son prolongement et dont les mors furent dirigés par l'index de l'autre main introduite profondément dans la bouche. Cet index venant à la rencontre de la pince par-dessus le voile du palais donnait ainsi une connaissance exacte des parties à saisir, et dirigeait dans tous les sens l'instrument, lui indiquant les points sur lesquels il devait plus particulièrement porter.

Puis les deux mains réunies aux branches de la pince ne furent pas de trop pour rompre par ce mouvement de traction et de torsion ces solides adhérences.

Enfin se débarrassant de tout instrument, et introduisant dans l'arrière cavité des fosses nasales les deux index, l'un par les narines, l'autre par la bouche, il peut se rendre compte des surfaces dépouillées et achever de détruire avec l'ongle jusqu'aux dernières traces de la tumeur.

L'hémorrhagie qui survint ne fut jamais inquiétante, et l'on y mit obstacle dans le cours de l'opération en obstruant l'arrière cavité des fosses nasales avec une grosse éponge et en pinçant une des narines, pendant que l'autre servait de voie pour arriver sur le point d'implantation.

Après l'opération, lavage à l'eau phéniquée, un petit pessaire Gariel est introduit dans l'arrière cavité; puis insufflé en vue de l'hémorrhagie qui pourrait survenir.

Tamponnement des narines. Grâce à cette précaution il n'y a pas même un suintement sanguin appréciable.

19 avril. — Le lendemain du jour de l'opération, le malade est encore sous l'influence du choc chirurgical, face pâle, état comateux, pouls 95, et comme phénomène particulier, surdité complète, due probablement à quelque traumatisme dans le voisinage de la trompe d'Eustache, ainsi qu'à la tuméfaction du voile du palais, de l'arrière-cavité des fosses nasales.

Aucune hémorrhagie n'étant survenue, le pessaire dégonflé est facilement retiré par le nez. L'irrigation phéniquée n'amenant pas le moindre écoulement sanguin, on supprime tout appareil.

20 avril. — Le malade est sorti de sa torpeur, il entend mieux ce qu'on lui dit, répond aux questions qu'on lui fait, mais en nasonnant.

La tuméfaction disparaît; la luette a à peu près son volume normal; mais le voile du palais est encore relâché.

Le pouls est tombé à 85.

On prescrit des bouillons et du vin d'Espagne que le malade avale facilement.

25 avril. — Le matin de ce jour le mieux paraît continuer, mais à la contre-visite du soir, le malade se plaint de douleurs dans la tête, du côté droit. Haleine fétide.

P. 105, T. 39°3.

Irrigation d'eau phéniquée. Potion calmante.

26 avril. — Le mieux reparaît dès le lendemain matin.

P. 85. T. 37°2. Haleine moins fétide, on continue les lavages.

30 avril. — Le malade est tout-à-fait guéri. Il se lève et a bon appétit. Le voile du palais a repris son état physiologique, les mouvements de déglutition sont faciles ; il persiste encore un peu de nasonnement.

Enfin, grâce à ce procédé sans opération préalable, le malade est actuellement guéri, ou plutôt débarrassé de son énorme polype (100 grammes), et cela sans autres difformités que celles existant déjà, c'est-à-dire une légère déviation à droite des os du nez et de la face.

La tumeur a été soigneusement examinée par M. le docteur Chandelux, chef du laboratoire d'anatomie pathologique, qui a bien voulu nous montrer les diverses préparations et nous communiquer l'étude histologique suivante :

Examen de la tumeur par M. Chandelux

Sur les coupes de la tumeur colorée au picro-carmin, on découvre un stroma fibreux en voie de développement et de très-nombreux noyaux disséminés dans toute la masse. Ces noyaux de forme arrondie ou ovalaire, très-fortement colorés en rouge par le carmin, possèdent un ou plusieurs nucléoles très-distinctement visibles. Ils n'affectent aucun ordre régulier d'arrangement, mais sont semés sans ordre au milieu de la trame fibreuse. Celle-ci est représentée par des fibres minces, courtes, délicates, sinueuses qui se colorent à peine par le carmin. Elle n'offre pas la disposition fasciculée, mais constitue pour ainsi dire un réseau d'apparence vermiculée On ne trouve ni cellules étoilées, ni fibres élastiques.

Au milieu des tissus de nouvelle formation, existe un très-riche réseau vasculaire, représenté par deux espèces de vaisseaux ; les uns ont une paroi propre très-distincte ; les autres au contraire sont seulement pourvus d'un revêtement endothelial et sont creusés comme de véritables lacunes au milieu du stroma fibreux. Sur les vaisseaux pourvus d'une paroi propre, on voit en plusieurs points le tissu fibreux en voie de développement soulever celle-ci en forme de bourgeons, et venir faire saillie dans la cavité vasculaire.

Un revêtement épithélial à cils vibratiles tapisse toute la surface externe de la tumeur.

Des coupes faites au niveau de petits bourgeons de la tumeur, en voie de croissance, montrent une structure identique à celle qui vient d'être exposée ; mais la proportion des noyaux par rapport au stroma fibreux est plus grande que dans les autres points. C'est là l'indice d'une activité formatrice plus grande.

En résumé, nous avons dans la tumeur :

1° Un revêtement épithélial à cils vibratiles sans signification anatomo-pathologique spéciale ;

2° Un stroma fibreux en voie de développement ;

3° De nombreux noyaux arrondis ou ovalaires ;

4° Un riche réseau [vasculaire.

Ces divers caractères nous font dire que c'est un fibrôme très-embryonnaire, ainsi que le démontrent le nombre des noyaux et l'élaboration inachevée des fibres conjonctives ainsi que la richesse vasculaire. La tumeur est donc dans les conditions favorables à une reproduction sur place, tout en n'étant pas de celles qui se généralisent habituellement.

OBSERVATION III.

Martin Jean-Marie, 17 ans, cultivateur, entré à l'Hôtel-Dieu, salle Saint-Louis, n° 22, service de M. Mollière, le 27 mars 1879.

Ce jeune homme a toujours joui d'une bonne santé, il est fort et robuste. Depuis quelques mois, il s'aperçoit d'une difficulté croissante de la respiration ; quelques épistaxis légères l'engagent à entrer à l'Hôtel-Dieu. Le jour de son entrée, l'on constate que la narine gauche est complétement obstruée ; en faisant ouvrir la bouche au malade, on voit que le voile du palais est refoulé en avant, du côté gauche. Le doigt introduit dans le pharynx constate la présence d'un polype, du volume d'un gros œuf de pigeon. L'index reconnaît que la surface basilaire est libre ; on peut faire le tour de la surface du polype à droite, et constater que de ce côté elle est complétement libre, ainsi que l'ouverture postérieure droite des fosses nasales ; mais à gauche, on rencontre une large surface d'insertion sur la base de l'apophyse ptérygoïde sur la trompe d'Eustache, la partie antérieure de l'apophyse basilaire et postérieure du corps du sphénoïde. Ce polype est complétement sessile. L'examen ayant causé une hémorrhagie assez abondante, l'opération est remise au lendemain. Le 28 mars, le malade est placé dans la position assise : M. Mollière introduit la *main* gauche dans la bouche, et place les *quatre doigts* dans le pharynx. L'index droit porte par la narine, une rugine qui commence à détacher les insertions du polype, grâce aux doigts de la main gauche qui dirigent cette rugine. Ce premier temps achevé, une grosse pince courbe est introduite dans le pharynx, et par la combinaison des mouvements de torsion et d'arrachement, enlève les deux tiers du polype. Le reste est extirpé en deux ou trois fois par les narines. Le doigt, replacé dans le pharynx, constate que la surface d'implantation est suffisamment dénudée : l'opération est achevée. Elle n'avait pas duré plus d'un quart d'heure, et cependant l'adhérence et la dureté du polype étaient extrêmes. L'hémorrhagie a été insignifiante. On n'eut recours à aucun tamponnement, aucun pansement consécutif.

29 *mars*. — Le malade se plaint d'une légère céphalalgie.

30 *mars*. — Pas d'hémorrhagie ; le malade se trouve très-bien.

5 *avril*. — Il sort guéri.

Observation IV. — *Polype naso-pharyngien de la grosseur d'un œuf de poule, extirpé par les voies naturelles sans opération préliminaire*; recueillie par M. Cognard, interne des hôpitaux de Lyon.

Charavel (Joseph), né à Dieulefit (Drôme) cultivateur, âgé de 18 ans, entré le 17 septembre 1879, salle Saint-Louis, n° 14.

Bonne santé habituelle. — Aucun antécédent scrofuleux. — Pas de rhumatismes. — Pas de maladies vénériennes. — Frères et sœurs en bonne santé. Ce jeune homme dit s'être aperçu depuis un mois seulement d'une certaine gêne dans la respiration et la déglutition. Il a saigné du nez à diverses reprises, mais les épistaxis n'ont jamais été assez prolongées pour qu'elles fussent inquiétantes. Néanmoins il fut conduit auprès d'un médecin de son pays, qui reconnut la présence d'un polype naso-pharyngien, et lui conseilla de venir se le faire enlever à l'Hôtel-Dieu de Lyon.

Aujourd'hui, l'on constate un abaissement très-manifeste du voile du palais, qui au lieu d'une surface plane, légèrement concave, offre l'aspect d'un segment de sphère.

Le doigt introduit dans le pharynx est arrêté par une tumeur arrondie, occupant presque toute la cavité pharyngienne et offrant une consistance ferme. La tumeur est implantée directement sur l'apophyse basilaire, et ne semble pas envoyer de prolongement dans les fosses nasales ni sur les parties latérales, car le doigt peut, bien qu'avec une certaine peine, se promener sur toute sa surface sans rencontrer la moindre saillie. Au reste, la face n'est nullement déformée, et les cavités orbitaires, la fosse ptérygoïdienne paraissent absolument intactes.

Les troubles résultant de la présence du polype sont, comme il a été dit plus haut, de la difficulté à respirer par les narines, à avaler les aliments et les liquides, qui quelquefois tendent à refluer par les fosses nasales. Le malade se plaint en outre d'un peu de surdité et d'une céphalalgie, qui par moments devient insupportable.

L'état général laisse à désirer. Le sujet est amaigri, anémié, languissant, il a perdu ses forces; rien au cœur, ni aux poumons. On décide qu'avant d'intervenir on aura recours aux toniques de toute nature (vin de Bordeaux, vin de quinquina, vin d'Espagne, viandes rôties), et qu'en raison de la facilité avec laquelle on provoque des hémorrhagies, les tentatives d'ablation du polype ne seront faites qu'en cas d'un danger immédiat.

25 septembre. — Epistaxis fort abondante (Injection d'eau de Pagliari dans les fosses nasales ; glace sur le front, potion avec XX gouttes de perchlorure de fer).

26 septembre. — L'hémorrhagie s'est arrêtée pendant lajournée, mais s'est reproduite dans la nuit et l'on a pratiqué un tamponnement.

27 septembre. — Pas de nouvelles hémorrhagies. Le malade est complétement affaissé, il est plongé dans une somnolence perpétuelle. On ne peut qu'à grandes peines lui faire prendre quelques cuillerées de bouillon ou de potion au perchlorure de fer.

28 septembre. — Même état. M. Mollière, forcé de s'absenter, prie M. Létiévant de surveiller le malade et d'intervenir s'il le juge à propos pendant son absence.

30 septembre. — M. Létiévant se décide à procéder à l'ablation de la tumeur, et immédiatement, sans anesthésie, introduit par la bouche une anse de corde (celle-ci a environ 4 millimètres de diamètre) en arrière du polype, de façon à circonscrire exactement son pédicule, puis les deux bouts de corde sont ramenés par la narine droite, et peu à peu l'anse est réduite de volume. Mais le tissu pathologique à une telle consistance qu'à 3 ou 4 reprises la corde se rompt, la rupture de la corde se fait à la partie externe de l'écraseur à corde, ce qui lui permet d'entraîner une chaîne métallique à écraseur. Finalement, le pédicule est sectionné, et la tumeur détachée est retirée par la bouche. Pas le moindre écoulement sanguin. Le polype a le volume d'un *gros œuf de poule.* La surface d'implantation a bien la largeur d'une pièce d'un franc. A la coupe, la tumeur a une surface blanche, d'aspect fibreux, peu vasculaire en apparence.

En somme, malgré la longue durée de l'opération, due au changement des anses de cordes (1 heure 1/2), le malade n'a pas souffert beaucoup, il a perdu une quantité de sang insignifiante, et n'a eu à subir aucune des mutilations qu'aurait causées une opération préliminaire.

Le malade est reporté dans son lit, où on lui fait prendre un peu de vin de Bordeaux qu'il avale sans difficulté, se plaignant seulement d'une légère cuisson dans le pharynx. Le soir, pas d'hémorrhagie ; le malade a pris un peu de bouillon ; il est tranquille, plongé dans le sommeil, pas de fièvre.

1ᵉʳ *octobre*. — Amélioration très notable. Le patient est sorti de sa torpeur habituelle. Surdité plus prononcée que les jours précédents. Ecoulement séro-purulent par les 2 oreilles. L'ingestion des liquides se fait sans peine ; le malade mange des potages sans aucune difficulté.

6 *octobre*. — La guérison est à peu près complète, les forces et l'appétit reviennent graduellement.

10 *octobre*. — Le malade demande sa sortie ; il est dans un état aussi satisfaisant que possible.

L'examen histologique, fait par M. le Docteur Colrat, a montré que la tumeur était un fibrôme pur.

OBSERVATION V. — *Polype naso-pharyngien.* — M. le docteur DELORE. (*Bulletin de Thérapeutique*, 1863, page 508).

Antoine Perraud, âgé de 14 ans, entre le 22 octobre 1861, salle Saint-Sacerdos, n° 49, affecté d'un polype pharyngien.

Au commencement du mois de mars, cet enfant s'aperçut qu'il respirait difficilement et qu'il éprouvait de la gêne pour avaler, principalement les aliments durs. A partir de cette époque, il maigrit rapidement ; car, à la difficulté de la déglutition et de la respiration, vinrent se joindre de fréquentes épistaxis.

A son entrée dans le service, on reconnaît l'existence d'un polype pharyngien, qui fait saillie au-dessous et en arrière du voile du palais. Au toucher, on constate que cette tumeur est dure, légèrement aplatie d'avant en arrière, et un peu mobile dans tous les sens. Elle se prolonge dans la partie supérieure du pharynx, où elle s'insère par une base qui est un peu moins volumineuse que l'extrémité. Le point d'attache paraît être à l'apophyse basilaire et à la suture pétro-occipitale gauche ; elle n'envoie pas de prolongement dans les fosses nasales ; toutefois, la respiration nasale est complètement impossible, et ce n'est qu'avec de grands efforts que le malade peut respirer un peu d'air par la narine droite. La nuit, il ronfle beaucoup et dort la bouche ouverte; sa parole est très gênée; il semble frappé de stupeur et dans un état de débilité extrême.

Le 2 novembre, il y a une épistaxis abondante.

Opération, 4 novembre 1861. — Le malade est éthérisé.

Une anse de corde très-forte, introduite par la narine gauche, est placée avec les doigts derrière le polype. Cette anse est poussée jusqu'à la hauteur de l'orifice postérieur des fosses nasales ; puis l'écraseur est mis en place et la constriction commencée. A ce moment, on laisse le malade s'éveiller, afin qu'il puisse cracher le sang plus facilement. On imprima des mouvements de rotation au treuil sur lequel s'enroule la corde, pendant dix minutes environ, pour opérer la section complète. Avant de l'achever, on eut soin de saisir le polype avec des pinces de Museux, pour le retirer et l'empêcher de tomber dans la gorge. De la sorte, l'opération fut faite à peu près sans douleur; l'hémorrhagie fut insignifiante.

Examen de la tumeur. — Elle possède presque le volume d'un œuf; elle paraît pédiculée; mais le toucher permet de constater que la base d'implantation est très-large, et que cette apparence de pédiculisation tient à la constriction de la corde. Elle est légèrement aplatie d'avant en arrière. En avant et en bas, elle présente une large ulcération, qui était l'origine d'un suintement très-fétide ; elle est irrégulièrement mamelonnée, sa consistance est dure, fibreuse, solide. Au microscope, on trouve du tissu fibreux, des épithéliums nucléaires, des culs-de-sac, et de la matière amorphe.

Deux jours après l'opération, on constate, par le toucher, qu'il reste des débris assez volumineux de la racine du polype.

Le 11 novembre, c'est-à-dire sept jours après l'ablation, on explore de nouveau la tumeur avec le doigt, et l'on constate que les nombreux lambeaux flottants, que l'on avait sentis distinctement quelques jours auparavant, ont complètement disparu, et que la surface de la voûte pharyngienne est assez régulière. Néanmoins, on pratique la cautérisation, pour éviter toute chance de récidive.

Après avoir éthérisé le malade, on introduit, au moyen de la sonde de Belloc, un double fil qui passe du nez dans la bouche. L'un de ces fils est fixé à l'extrémité d'une baleine flexible, dont l'autre bout, ayant la forme d'une spatule, porte la plaque de Canquoin, destinée à la cautérisation. Le fil étant retiré, la baleine s'introduit facilement de la bouche dans le nez, et la partie qui porte le caustique est appliquée directement avec le doigt sur la racine du polype. Le second fil servit à introduire deux plumasseaux de charpie cératée, destinés à maintenir le caustique directement appliqué contre la voûte, et à l'empêcher de glisser sur les parties latérales. Une petite tige de fer, appli-quée sur le plancher des fosses nasales, et passant au-dessous des bourdonnets de charpie, tient le tout immobile. Cette tige est fixée à l'extérieur au moyen d'un appareil de Krammer.

Pendant les deux premières heures qui suivirent l'application du caustique, l'enfant pleura et souffrit beaucoup dans la tête et dans le nez ; puis les douleurs se calmèrent un peu. Au bout de sept heures de cautérisation on enleva l'appareil. Au toucher, l'escharre était parfaitement limitée. On put s'assurer que le caustique n'avait attaqué ni le pharynx, ni le voile du palais, ni ses piliers.

Pendant toute la journée, crachats abondants, mais l'appareil n'empêche point la parole.

Le 27 novembre, l'escharre se détache ; elle a à peu près le volume d'une amande ; le toucher permet de s'assurer que le pharynx est débarrassé de tout produit morbide. On sent l'os dé-nudé au niveau de la partie antérieure gauche de l'apophyse basi-laire. La trompe d'Eustache a été atteinte par le caustique. Une petite portion qui est flottante, est enlevée facilement avec des pinces à polype, ce qui permet de constater sa consistance fibro-cartilagineuse.

Depuis quatre jours, il y a suppuration du conduit autidif externe ; cependant la membrane du tympan ne paraît pas avoir été détruite, car lorsque le malade souffle, l'air ne passe point par l'oreille et l'ouïe est parfaitement conservée.

8 décembre. — On ouvre, avec le bistouri, un petit abcès qui s'est formé au niveau de l'apophyse mastoïde.

Le 19, la suppuration est à peu près complètement tarie; le doigt introduit dans le pharynx, reconnaît que toutes les parties sont à l'état normal. La dénudation osseuse ne se perçoit plus et la cicatrice semble complète.

Le 25 décembre, cet enfant quitte l'hôpital, ne conservant aucune trace appréciable, ni de son mal, ni de l'opération. Il a pris de l'embonpoint et jouit d'un excellent appétit.

OBSERVATION VI. — *Polype naso-pharyngien.*— M. le Dr DE-LORE *(Bulletin de thérapeutique*, 1863, page 508).

François Perrin, cultivateur, âgé de 18 ans, entre le 19 janvier 1860, salle St-Sacerdos, n° 66.

Depuis trois mois, ce malade s'aperçoit d'une obstruction de la narine droite, accompagnée d'épistaxis, mais jamais il n'a ressenti de gêne de la déglutition. On a essayé plusieurs fois l'extraction avec des pinces, pensant avoir affaire simplement à un polype du nez. Ces tentatives ont déterminé des hémorrhagies abondantes et l'ablation de quelques débris très-résistants.

L'examen micrographique a fait reconnaître qu'ils étaient constitués : 1° par du tissu fibreux; 2° par des éléments fibro-plastiques, variété fusiforme et de l'épithélium pavimenteux, nucléaire et prismatique.

En passant le doigt derrière le voile du palais on sent un polype arrondi, qui s'enfonce dans l'orifice postérieur de la fosse nasale droite, et qui est fortement appliqué contre la paroi postérieure du pharynx, de sorte qu'on ne peut glisser le doigt en arrière. Toutefois le point d'implantation paraît être en haut de la paroi latérale droite. La cloison est un peu déviée à gauche.

Opération, 25 janvier 1860. — Le voile du palais est relevé suivant le procédé de M. Desgranges. On fait quelques tentatives pour placer l'anse d'un fil à ligature, elles n'aboutissent qu'à

rendre la tumeur très-mobile, alors on la saisit avec des pinces
à polypes introduites par les fosses nasales, tandis que l'index de
la main droite introduit, derrière le voile du palais, fixe solide-
ment la tumeur, et on l'arrache.

L'exploration subséquente démontrant que la racine avait été
complètement enlevée, on juge inutile d'appliquer la cautérisation. Huit jours après, le malade sort en apparence bien guéri.
Actuellement, c'est-à-dire environ deux ans après l'opération,
François Perrin n'a point eu de récidive, d'après le dire du médecin de son pays.

Observation VII. — *Polype naso-pharyngien.* Observation
par M. Gayet, interne des hôpitaux de Lyon, *service de
M. le docteur Desgranges* (*Gazette hebdomadaire,*
30 juin 1854).

Laurent Laroche, 14 ans, entre à l'Hôtel-Dieu une première
fois, le 18 octobre 1852, pour un polype fibreux du pharynx, dont
il se serait aperçu, il y a six mois environ, à l'occasion d'une
epistaxis qui réclama le tamponnement. Depuis lors, il éprouva
de la gêne à respirer, ce qui, joint à un état de dépérissement
général le fait amener à l'hôpital.

Le polype est volumineux au point que son extrémité inférieure
dépasse la luette, se voit à découvert et touche presque au larynx.

Le voile du palais est déjeté en avant, rétrécissant près de
moitié la cavité buccale. La surface de la tumeur est lisse,
régulière ; son pédicule assez étroit s'implante à la paroi
supérieure du pharynx, sa forme générale est celle d'un ellipsoïde
allongé. La fosse nasale droite, plus dilatée que l'autre, reçoit du
polype un prolongement assez mince, mais encore trop petit pour
apparaître à l'orifice antérieur. La respiration est laborieuse, la
voix nasonnée ; pourtant la déglutition est facile. De temps en
temps des hémorrhagies nasales, amaigrissement, pâleur de la
face, débilité générale.

22 octobre. — Ligature du polype avec le porte-nœud de
M. Leroy d'Etiolles et le serre-nœud de Desault.

L'opération est assez facile et n'entraîne point d'accidents ultérieurs, jusqu'au moment où le pédicule à moitié coupé, ne supporte plus le polype qu'imparfaitement et le laisse tomber sur le larynx,où il provoque une dyspnée inquiétante.

Pourtant l'on y remédie, et finalement, le 25 octobre, cet enfant est débarrassé d'un polype gros comme un petit œuf de poule. Le 26, le malade sort en bon état.

La suite de l'observation indique une récidive (au bout de 6 mois) traitée par l'opération de Nélaton et la cautérisation de Desgranges.

OBSERVATION VIII. — *Observation d'un polype pharyngien tombé en gangrène par suite d'une pression momentanée de son pédicule.* THIERRY, *ex-directeur des hôpitaux de Paris*, 1852. *Revue Médico-chirurgicale.*

Nous reproduisons cette observation, parce qu'elle nous paraît intéressante à plus d'un titre. Elle a trait à un polype qui a guéri sans opération préliminaire, et ce polype était très-gros ; il n'avait pas de prolongement nasal ; enfin, il a été dégluti peu à peu tombé en gangrène, sans que ce fait paraisse avoir amené aucun accident.

En 1847, Etienne Dubois, demeurant rue Grange-aux-Belles, 10, âgé de 16 ans, portait dans le pharynx une tumeur d'un volume supérieur à celui d'un œuf de poule ; dure, rénittente, de consistance fibreuse, aplatie d'avant en arrière, fixée à la base de l'apophyse basilaire par un pédicule résistant de consistance fibreuse, de la largeur du doigt indicateur. mais plus aplati. Cette tumeur se prolongeait en bas et allait jusqu'à l'origine de l'œsophage, le larynx était déprimé et porté en avant, ainsi que l'os hyoïde et la langue, la mâchoire inférieure était aussi portée en avant, et les dents incisives inférieures venaient se placer au-devant des incisives supérieures. La respiration était difficile, anxieuse, très-bruyante. Quand on soulevait le polype pour le faire venir dans la cavité buccale, les orifices respiratoires étaient oblitérés, et le malade était sur le point de suffoquer.

(Ici description d'une pince contondante. L'un des deux mors était creusé sur la convexité d'une cannelure, dont les bords taient garnis de dents mousses ; l'autre mors venait s'appliquer sur cette cannelure par sa concavité également garnie de dents mousses......)

« J'introduisis cette pince dans l'arrière-gorge, saisis le pédicule et serrai très-légèrement. Dans cette manœuvre, la tumeur fut portée en avant, et, quoique la manœuvre eût été faite rapidement, le malade eut un instant de suffocation. Il fut effrayé probablement, car je ne le revis plus de plusieurs années.

Dernièrement, à l'occasion de la conscription, D... vint me demander un certificat, et je pus l'examiner de nouveau. Le polype n'existait plus. D... me dit que quinze jours après l'application de la pince contondante, il sentit qu'une portion de la tumeur se détachait et tombait dans l'œsophage. La tumeur se sépara ainsi en 20 ou 30 parties, qu'il avala successivement ; au bout de 2 mois elle avait disparu.

FIN

5607. — Imp. Vᵉ Chanoine, place de la Charité, 10